U0270237

健康中国 原创科普

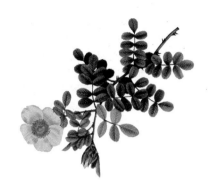

工人

杨青敏 主编

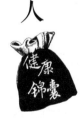

上海交通大学出版社
SHANGHAI JIAO TONG UNIVERSITY PRESS

内容提要

工人们常年在噪声较大的车间、工厂、建筑工地等工作，接触粉尘等物质，特殊工种还可能遭受开放性创伤。因此常常会导致听力障碍、肺尘埃沉着病(硅肺)、鼻咽炎、腰椎间盘突出、电击伤、膝关节炎等职业病的发生。本书依据春、夏、秋、冬四个季节不同气候的特点，结合工人群体的工作环境，从生理、心理、社会、环境等方面着手，向广大工人朋友普及与疾病相关的预防保健和居家护理知识。

图书在版编目(CIP)数据

工人健康锦囊/杨青敏主编.—上海:上海交通大学出版社,2019
ISBN 978-7-313-21223-8

Ⅰ.①工… Ⅱ.①杨… Ⅲ.①职业病-防治-普及读物
Ⅳ.①R135-49

中国版本图书馆 CIP 数据核字(2019)第 075685 号

工人健康锦囊

主　　编：杨青敏

出版发行：上海交通大学出版社		地　　址：上海市番禺路 951 号
邮政编码：200030		电　　话：021-64071208
印　　制：常熟市文化印刷有限公司		经　　销：全国新华书店
开　　本：710mm×1000mm　1/32		印　　张：6.625
字　　数：117 千字			
版　　次：2019 年 9 月第 1 版		印　　次：2019 年 9 月第 1 次印刷
书　　号：ISBN 978-7-313-21223-8/R		ISBN 978-7-89424-195-5
定　　价：32.00 元			

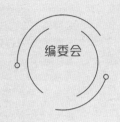

编委会

主　编　杨青敏

副主编　童亚慧　赵振华

编　委　(按姓氏笔画排列)

　　　　王　婷　王光鹏　乔建歌　朱金芬

　　　　张　璐　周丹　杨　鹤　龚　晨

　　　　曹明节　解　薇　董永泽

主　审　韩晓洁　曹健敏

插　图　郑夏霖　叶梦茹　罗嘉懿

前　言

健康中国，科普先行

"没有全民健康，就没有全面小康""健康长寿是我们共同的愿望"……悠悠民生，健康最大。人民健康是民族昌盛和国家富强的重要标志，习近平总书记在十九大报告中提出的实施健康中国战略，是新时代健康卫生工作的纲领。2019 年 7 月 16 日，国务院健康中国行动推进委员会正式对外公布《健康中国行动（2019—2030 年）》文件，提出到 2030 年的一系列健康目标，围绕疾病预防和健康促进两大核心，提出将开展 15 个重大专项行动，促进以治病为中心向以人民健康为中心转变，努力使百姓、群众不生病、少生病。

此外，我国劳动者群体面临的一大健康问题就是慢性疾病的预防和健康教育知识的普及，而职业健康问题也日益凸显，我国由此提出了"全人、全程、全生命"的健康管理理念。今后要将慢病管理的重点转向一级预防，健康的关键在于防患于未然。早发现、早诊断、早治疗的三级管理目标的落地实施，除了依靠医务人员的努力之外，更是离不开每个个体的积极配合。

随着我国经济的快速发展和物质生活水平的不断提高，如何才能健康长寿，成为百姓和群众最关心的事情，也迫切要求我们通过开展健康科普工作，将健康领域的科学知识、科学方法、科学精神向公众普及传播，不断提升健康教育信息服务的供给力度，更好地满足百姓和群众的健康需求。科普书籍赋予百姓、群众医学健康科普教育知识，让人们听得懂、学得会、用得上，更好地进行健康自我管理，促进身心健康。

在此契机下，复旦大学附属上海市第五人民医院南丁格尔志愿者科普团队以及医务护理专家及研究生团队，十几年来致力于慢病科普、社区健康管理及医院-社区-家庭健康教育的科普工作，撰写了健康科普丛书共 20 余本。此次在前期研究的基础上，历时 3 年，坚持理论与实践相结合，以"需求导向"为原则，组织撰写了"职业健康科普锦囊丛书"，力求帮助工人、农民、军人、警察、照护者、教师、司乘人员、社会工作者、白领和医务工作者 10 个职业的人群了解健康管理知识，更深层次地体现职业健康管理科普的教育作用。

"小锦囊，大智慧"，各个职业因为工作性质不同，劳动者工作环境和生活方式存在很大差异，因而形成了各自行业中高发的"生活方式病"，本丛书以这些"生活方式病"的预防和护理为出发点,循序渐进,层层深入,力求帮助各行业的劳动者形成一种健康的生活方式,不仅是"治病",更是"治未病",以达到消除亚健康、提高身体素质、减轻痛苦的目的,做好健康保障、健康管理、健康维护,帮助民众从透支健康的生活模式向呵护健康、预防疾病、促进幸福的新健康模式转换,为健康中国行动保驾护航!同时,本丛书在编写时引入另外一条时间主线,按照春、夏、秋、冬季节交替,收集每个季节的高发疾病,整理成册,循序渐进。其中,对于有些行业在相同季节发病率都较高的疾病,如春季易发呼吸系统疾病,夏季泌尿系统和消化系统疾病高发,冬季心脑血管疾病危害大,即使是相同的疾病,由于患者的职业不同,护理措施和方法也不一样。

这套职业健康科普丛书,源于临床,拓展于科普,创于实践,推广性强,凝聚着南丁格尔科普志愿者团队的智慧和汗水,在中华人民共和国 70 华诞之际,谨以此书献给共和国的劳动者。在丛书即将出版之际,我们感谢上海市科学技术委员会(编号:17dz2302400)、上海市科学技术委员会科普项目(编号:19dz2301700)和闵行区科学技术协会(编号:17 - C - 03)对我们团队提供的基金支持。感谢参与书籍编写工作的所有医务工作者、科普团队、志愿者、研究生团队对各行各业劳动者的关心,对健康科普和健康管理工作的热情,共同为"健康中国 2030"奉献自己的力量!

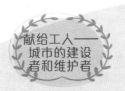

　　工人在工业生产中处于非常重要的地位,是社会主义大厦的建设者。随着我国经济快速发展和产业转型升级步伐的加快,工人的社会价值也日益凸显。工人强则制造业强,制造业强则国家强!我国目前总就业人口为 7.76 亿人,其中技术工人就有 1.65 亿,约占 21%。工人阶级脚踏实地、爱岗敬业、团结协作、富有责任心,应该成为广大人民学习的榜样,"劳动模范""工匠精神"更应受到社会广泛的推崇和传颂。"中国制造 2025"需要更多本领高、技术硬的工人来支撑,新世纪在呼唤更多的大国工匠。

　　但现实情况是,操作工人工作环境多为噪声较大的车间,听力障碍的现象时有发生;环卫工人由于常年接触粉尘等物质,容易罹患鼻咽炎、肺尘埃沉着病;建筑工人尤其是矿工,由于施工环境恶劣以及工作性质的特殊,常常会造成开放性创伤,甚至危及生命;搬运工人工作强度大导致腰椎间盘突出症、膝关节疾病等发生率升高。一些普通工人境遇不佳,收入低、存在感低,存在很多心理困扰。工人群体是建设社会主义的脊梁,故保障工人群体的安全和健康势在必行。

本书依据春、夏、秋、冬四个季节的不同气候特点，结合工人群体的工作环境，在查阅文献和前期调研的基础上，确定了工人群体的常见职业病，以通俗易懂的笔墨、生动形象的图画，从生理、心理、社会、环境等方面，向广大工人朋友普及与疾病相关的预防保健及居家护理知识，从而改善工人群体的健康状况。

这本原创科普书献给城市的建设者和维护者，本书由复旦大学附属上海市第五人民医院的一线临床资深医务护理工作者和研究生团队、南丁格尔志愿者团队撰写，编者们将多年工作经验融汇其中，凝聚着对工人朋友辛勤工作的感谢之情和崇敬之意，投入了对科普工作的饱满热情。感谢每一位编者的不懈努力和付出，本书的出版得到了复旦大学附属上海市第五人民医院党办、院办、科研科、教育科、医务科、护理部及各部门领导及同行们的大力支持，感谢为本书付出辛勤努力的每一位成员！

衷心祝愿各位工人朋友身体健康、工作顺利、家庭美满。希望这本书能在为您带去健康知识的同时，给您捎去一份心灵的慰藉。作者作为最普通的医务工作者，把本书献给城市的建设者和维护者们，也送去我们南丁格尔志愿者的一份心愿。

2019，我们聆听习总书记的新年寄语——"我们都在努力奔跑，我们都是追梦人"，为健康中国2030，大家一起努力！

目录

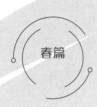

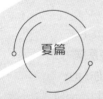

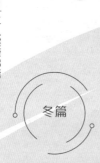
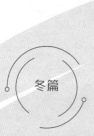
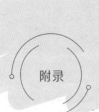

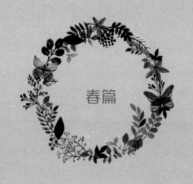

春篇

春天从这美丽的花园里走来
就像那爱的精灵无所不在
每一种花草都在大地黝黑的胸膛上
从冬眠的美梦里苏醒
——雪莱

1

流行性感冒

一、疾病简介

流行性感冒(简称流感)是流感病毒引起的急性呼吸道感染,也是一种传染性强、传播速度快的疾病。主要通过空气中的飞沫、人与人之间的接触或与被污染物品的接触传播。

咳咳

二、常见病因

该病是由流感病毒引起,可分为甲(A)、乙(B)、丙(C)3型。甲型病毒经常发生抗原变异,传染性强,传播迅速,极易发生大范围流行。甲型H1N1也就是甲型一种。本病具有自限性,但婴幼儿、老年人和存在心肺基础疾病的患者容易并发肺炎等严重并发症而导致死亡。

三、常见症状

典型的临床症状是:急起高热、全身疼痛、显著乏力和轻度呼吸道症状。一般春季是高发季,极易引起并发症,病死率非常高。

四、预防与治疗

1. 预防

（1）提高流感宣传教育力度，增强人们自我保护意识。大力宣传人们建立良好的卫生习惯以及科学合理的生活计划，改善其健康意识，使人们了解流感相关知识，如其发病原因、传播途径及防范措施等，从而树立正确的对抗疾病的观念。

（2）制订体育锻炼计划，改善身体素质。大力开展体育运动及户外活动，建立相应的体育健身设施，指导人们制订科学合理的运动健身计划，从而改善身体素质，增强机体抵抗力。

（3）提高人们用药意识和水平。采用药物预防流行性感冒是防止流感的重要辅助手段，特别在其高发季节，选择药物治疗能够有效抑制疫情的发展。金刚烷胺等对于甲型流感具有良好的疗效，利巴韦林治疗乙型流感效果理想，另外，上述药物基本不会引起疫苗抗体反应。

（4）疫苗预防。流感疫苗可以减少流感的发病率，流感疫苗有灭活疫苗和减毒活疫苗两种。流感灭活疫苗是根据流感监测情况推荐的流感病毒毒株制备的全病毒三价灭活疫苗，皮下注射后保护率可达 80％，不良反应小，接种对象主要是老年人、婴幼儿、孕妇、慢性心肺疾病患者、肿瘤患者和使用免疫抑制剂者。流感减毒活疫苗是选育流感病毒减毒株制备的活疫苗，将其接种在健康人的鼻腔引起轻度上呼吸道感染从而产生免疫力，多数观察结果证明其预防效果与灭活疫苗相似。接种对象是当病毒出现新亚型人群缺乏免疫力时，在尚未流行的地区或人群，除有禁忌者外，进行全面接种。

2. 治疗

（1）对症治疗。在治疗上无特效抗病毒药物，主要以缓解症状为主。对发热、头痛者应予对症治疗，伴随有高热、食欲缺乏、呕吐的患者应予以静脉补液。补液速度要根据患者的身体条件、药物性质、补液的总量三个方面来考虑，一般成人 40～80 滴/分。滴速太快，不但会降低药物的作用（会很快从小便中排出体外），而且短时间内输液过多，会使人体内血循环中血容量急剧增加，尤其是患有心脏病的患者，一般以 20～40 滴/分为宜。同时，要随时观察有无胸闷、气短、心跳快等症状，补液速度太快会使心脏负担加重，引起心力衰竭、肺部水肿等严重症状。

（2）一般治疗。呼吸道隔离 1 周或至主要症状消失。宜卧床休息，多饮水，给予易消化的流质或半流质饮食，保持鼻咽及口腔清洁，补充维生素 C、维生素 B_1 等，预防并发症。

五、护理小贴士

流感患者如何做好自我居家护理？

（1）注意多补充水分、多休息；饮食注意营养均衡、易消化，发病前期以清淡为主，通常可在

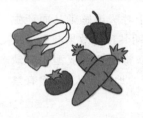

1周内痊愈。

（2）保持室内空气清新，防止细菌滋生。勤开窗通风，让空气流通。保持良好的个人生活习惯和个人卫生，勤晒衣服被褥，要勤洗手，生活用品勤洗刷、勤消毒。

（3）不去人流量比较多的地方，如果家中有人感冒，最好进行隔离。

（4）若出现高热持续不退或热退后体温又上升，同时出现咳嗽、喘息、面色发白或青紫时，有并发喉炎、气管炎、支气管炎和肺炎的可能，要立即就医。

2

鼻咽炎

一、疾病简介

鼻咽炎是鼻咽黏膜的非特异性炎症，为临床常见病、多发病。鼻咽炎的发病非常普遍，国内最早报道慢性鼻咽炎的发病率为 12%，多与上呼吸道炎症并存。鼻咽炎与人类所处环境因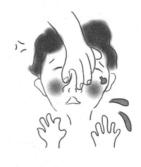素(如有害气体、刺激物、汽油、烟草等)有关，有学者在调查作业环境对人体健康的影响时发现，受汽油影响患鼻咽炎者占总数 98 名的 74.49%。

二、常见病因

鼻咽炎多为细菌、病毒感染所致，并与鼻咽局部免疫功能下降有关。病毒感染以流感病毒、腺病毒、EB 病毒为主，特别是 EB 病毒感染。EB 病毒感染绝大多数表现为鼻咽炎，细菌感染以甲型溶血性链球菌、嗜血流感杆菌为主。有专家认为，化脓性鼻咽炎的发生与厌氧菌、需氧菌多种微生物菌丛有关，而抗生素的滥用也是鼻咽炎反复发病的重要原因。此外，鼻咽炎亦可因机体免疫力下降及邻近组织病变迁延所致,如鼻后滴漏综合征、咽炎、中耳炎等。

三、常见症状

鼻咽炎的临床表现不典型,可有如鼻咽不适、咽痛、鼻咽干燥、回吸性鼻涕或涕血、咽喉不适、咽异物感、耳鸣、耳胀等多种症状。周小军等认为,鼻咽不适及 EB 病毒感染是鼻咽炎的重要特征,并认为 EB 病毒感染者,体征以鼻咽黏膜粗糙、暗红色充血为主。目前,对鼻咽炎的临床分型尚无统一标准,大多认为鼻咽炎与上呼吸道炎症同时存在。鼻咽炎按是否有并发症分为独立性鼻咽炎和复杂性鼻咽炎;按病理类型分为非化脓性鼻咽炎和化脓性鼻咽炎。急性鼻咽炎诊断不难,而慢性鼻咽炎由于病程发展缓慢,一般检查方法难以确诊,目前临床多采用间接鼻咽镜、纤维鼻咽镜检查。

四、预防与治疗

1. 预防

(1)注意保暖,尤其是鼻炎患者,不论冬季还是夏季,如果处于低温环境(夏季室内空调环境),都要注意保暖。

(2)患有鼻咽炎,会伴有鼻咽干燥、刺痛、发热等症状,平时注意多饮水、充分休息、保证周围空气清新、避开辛辣刺激食物等。

(3)增强人体免疫力,可通过游泳、跑步等规律性运动增强体质,从而有助于预防鼻咽炎。

(4)多吃新鲜蔬菜、水果,但要注意不可进食冷食,尤其是夏季禁忌喝冰镇饮料等冰凉的食物。

(5)多吃富含蛋白质的食物,如牛奶、鲜鱼、大豆等。

(6)避开吸烟、饮酒、熬夜等不良嗜好,注意个人卫生,做好周围环境的清洁工作。

(7)如果发现高热、咳嗽、胸闷、恶心等症状,要及时到医院接受诊治,以免错过治疗的最佳时期。

(8)补充营养,多吃富含维生素 B、维生素 C 的食物或者药物。增强抵抗力,预防感冒等疾病的发生。

2. 治疗

(1)西医治疗。对于该病的治疗,以清除病因为主要原则,其中以抗感染治疗为主,在急性期治疗效果确切,但抗生素对人体组织细胞破坏性很强,同时抗生素还具有很强的抗药性,使用频次过多,会产生无效反应。

(2)中医中药治疗。中药含片治疗咽炎的主要为清火、败毒、清咽利喉类药物,对于一般性、初期咽炎症状具有缓解作用,对咽喉黏膜组织也不具有较强的破坏性。因此,在轻微性咽炎的治疗中比较普遍。但由于中药起效慢、难以改善病变组织环境,对于急性鼻咽炎、顽固性鼻咽炎等重症收效甚微。

(3)手术治疗。临床上,多采用药物烧灼法、电凝固法、冷冻、激光、微波及射频治疗法。其中激光、微波及射频疗法,具有操作简单、痛苦少、无出血和疗效好的优点,成为近年来应用最广泛的技术。

五、护理小贴士

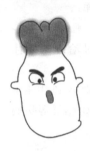

（1）注意劳逸结合,防止受冷,急性期应卧床休息。

（2）经常接触粉尘或化学气体者,应采取戴口罩、面罩等防护措施。

（3）平时多饮淡盐开水,吃易消化的食物,保持大便通畅。

（4）避免烟、酒、辛辣、过冷、过烫等刺激性食物。

（5）注意口腔卫生,养成饭后漱口的习惯,使病菌不易生长。

（6）冬苋菜、蜂蜜、番茄、杨桃、柠檬、青果、海带、萝卜、芝麻、生梨、荸荠、白茅根、甘蔗等食品,具有清热退火,润养肺肾阴液的作用,可适量选食。

（7）保持室内空气流通。

（8）不要长时间讲话,更忌声嘶力竭地喊叫。

工人健康锦囊

3

肺尘埃沉着病

一、疾病简介

肺尘埃沉着病(俗称尘肺)是由于在职业活动中长期吸入生产性粉尘(灰尘),并在肺内潴留而引起的以肺组织弥漫性纤维化(瘢痕)为主的全身性疾病。尘肺按其吸入粉尘的种类不同,可分为无机尘肺和有机尘肺。在生产劳动中吸入无机粉尘所致的尘肺,称为无机尘肺。吸入有机粉尘所致的尘肺称为有机尘肺,如棉尘肺、农民肺等。尘肺大部分为无机尘肺。

二、常见病因

生产性环境中存在多种粉尘,应考虑混合粉尘会有联合作用。工人的个体因素和健康状况对尘肺发生也起一定作用。粉尘中游离二氧化硅含量越高,发病时间越短,病变越严重。尘肺发生病变的程度与肺内粉尘蓄积量有关,蓄积量主要取决于粉尘的浓度、分散度、接尘时间和防护措施。粉尘浓度越高,分散度越大,接尘工龄越长,防护措施差,吸入并蓄积在肺内的粉尘量越大,越易发生尘肺,病情越严重。

三、常见症状

尘肺病无特异的临床表现，其临床表现多与并发症有关。

早期尘肺患者咳嗽多不明显，但随着病程的进展，患者多合并慢性支气管炎，晚期患者多合并肺部感染，均可使咳嗽明显加重。咳嗽与季节、气候等有关。

咳痰主要是呼吸系统对粉尘的不断清除所引起的。一般咳痰量不多，多为灰色稀薄痰。如合并肺内感染及慢性支气管炎，痰量则明显增多，痰呈黄色黏稠状或块状，常不易咳出。

尘肺患者常常感觉胸痛，胸痛与尘肺临床表现多无相关或平行关系。部位不一，且常有变化，多为局限性。一般为隐痛，也可胀痛、针刺样痛等。

随肺组织纤维化程度的加重，有效呼吸面积减少，通气/血流比例失调，呼吸困难也逐渐加重。并发症的发生可明显加重呼吸困难的程度和发展速度。

咯血较为少见，可由于呼吸道长期慢性炎症引起黏膜血管损伤，痰中带少量血丝；也可能由于大块纤维化病灶的溶解破裂损及血管而使咯血增多。

除上述呼吸系统症状外，可有程度不同的全身症状，常见有消化功能减退。

四、预防与治疗

1. 预防

（1）工艺改革、革新生产设备：是消除粉尘危害的主要途径。

（2）湿式作业：采用湿式碾磨石英、耐火材料，矿山湿式凿岩、井下运输喷雾洒水等湿式作业。

（3）密闭、抽风、除尘：对不能采取湿式作业的场所，应采用密闭、抽风、除尘办法，防止粉尘飞扬。

（4）接触粉尘工人健康检查：包括就业前和定期健康检查，脱离粉尘作业时还应做脱尘作业检查。

（5）个人防护：佩戴防尘护具，如防尘安全帽、送风头盔、送风口罩等。

2. 治疗

1）对症治疗和并发病的治疗

确诊尘肺之后，就应调离粉尘作业岗位，病情较重者应休息或安排疗养，在冬春两季要注意防止呼吸道感染。患者应在医疗监护下工作或休息，组织做保健体操、打太极拳等活动，以增强体质。给予对症治疗，以缓解症状、减轻痛苦。积极预防、发现和治疗并发病，特别是预防和治疗肺结核病极为重要。

2）药物治疗

（1）常用药物：克矽平、粉防己碱及铝制剂，

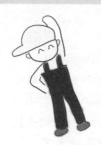

可延缓尘肺的进展。

（2）中医中药治疗：主要有行气活血、清肺润燥，提高机体免疫力、增加肺通气功能和延缓肺纤维化进展的作用。常用药物有川芎嗪、丹参酮注射液，银杏叶制剂、痰热清等。

3）手术介入治疗

尘肺病理为肺组织弥漫性纤维化，肺功能下降，对尘肺并发结核球，其他肺组织纤维化轻者，可考虑手术切除结核球；对肺组织弥漫性纤维化、肺大疱，严重影响肺功能者，不适合手术治疗。近年来，不少医疗单位开展肺灌洗术，肺灌洗适合于近期大量接触粉尘且硅肺一期以下患者，不适合硅肺二期及有严重并发症患者。

五、护理小贴士

（1）需戒烟，预防感冒，注意气候变化及时调整穿衣及户外活动；要适度的锻炼，如漫步、打太极拳、深呼吸等，做一点力所能及的体力活动，可增加免疫力。

（2）及时治疗并发症，有肺部感染、肺心病心功能不全、合并结核者必须及时到医院和专科医院治疗。突然发生气胸是急诊，必须立即到医院治疗。

（3）保持大便通畅，不要突然过分用力，咳嗽时要及时治疗，避免用力咳嗽，可预防和减少气胸的发生。

4

消化性溃疡

一、疾病简介

消化性溃疡主要指发生于胃和十二指肠的慢性溃疡,是一种多发病、常见病。

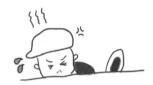

二、常见病因

近年来,实验与临床研究表明,胃酸分泌过多、幽门螺杆菌感染和胃黏膜保护作用减弱等因素是引起消化性溃疡的主要原因。胃排空延缓和胆汁反流、胃肠肽的作用、遗传因素、药物因素、环境因素和精神因素等,都与消化性溃疡的发生有关。

三、常见症状

1. 疼痛

（1）长期性。由于溃疡发生后可自行愈合,但每于愈合后又易复发,故常有上腹疼痛长期反复发作的特点。整个病程平均 6～7 年,有的可长达一二十年,甚至更长。

（2）周期性。上腹疼痛呈反复周期性发作,为此种溃疡的特征之一,尤以十二指肠溃疡更为

015

春

篇

突出。中上腹疼痛发作可持续几天、几周或更长，继以较长时间的缓解。全年都可发作，但以春、秋季节发作者多见。

（3）节律性。溃疡疼痛与饮食之间的关系具有明显的相关性和节律性。在一天中，早晨3点至早餐的一段时间，胃酸分泌最少，故在此时间内很少发生疼痛。十二指肠溃疡的疼痛好在两餐之间发生，持续不减直至下餐进食或服制酸药物后缓解。一部分十二指肠溃疡患者，由于夜间的胃酸较高，尤其是在睡前曾进餐者，可发生半夜疼痛。胃溃疡疼痛的发生较不规则，常在餐后1小时内发生，经1～2小时后逐渐缓解，直至下餐进食后再度出现上述节律。

（4）疼痛部位。十二指肠溃疡的疼痛多出现于中上腹部，或在脐上方，或在脐上方偏右处；胃溃疡疼痛的位置也多在中上腹，但稍偏高处，或在剑突下和剑突下偏左处。疼痛范围约数厘米直径大小。因为空腔内脏的疼痛在体表上的定位一般不十分确切，所以，疼痛的部位也不一定准确反映溃疡所在的解剖位置。

（5）疼痛性质。多呈钝痛、灼痛或饥饿样痛，一般较轻而能耐受，持续性剧痛提示溃疡穿透或穿孔。

（6）影响因素。疼痛常因精神刺激、过度疲劳、饮食不慎、药物影响、气候变化等因素诱发或加重；可因休息、进食、服制酸药、以手按压疼痛部位、呕吐等方法而减轻或缓解。

2. 其他症状

（1）其他症状。本病除中上腹疼痛外，尚可有唾液分泌增多、胃灼热、反胃、嗳酸、嗳气、恶心、呕吐等其他胃肠道症状。食欲多保持正常，但偶可因食后疼痛发作而惧食，以致体重减轻。全身症状可有失眠等神经官能症的表现，或有缓脉、多汗等自主神经紊乱的症状。

（2）体征。溃疡发作期，中上腹部可有局限性压痛，程度不重，其压痛部位多与溃疡的位置基本相符。

四、预防与治疗

1. 预防

消化性溃疡的形成和发展与胃液中的胃酸和胃蛋白酶的消化作用有关，故切忌空腹上班和空腹就寝。在短时间内（2～4周）使溃疡愈合达瘢痕期并不困难，而关键是防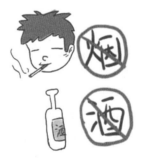止溃疡复发。溃疡反复发作危害更大。戒除不良生活习惯，减少烟、酒、辛辣、浓茶、咖啡及某些药物的刺激，对溃疡的愈合及预防复发有重要意义。

2. 治疗

（1）遵医嘱使用黏膜保护剂和抑制胃酸分泌等的药物。

（2）避免应用致溃疡药物。应劝阻患者停用诱发或引起溃疡病加重或并发出血的有关药物，包括：①水杨酸盐及非甾体抗炎药（NSAIDs）；②肾上腺皮质激素；③利血平等。如果因风湿病或类风湿病必须用上述药物，应当尽量采用肠溶剂型或小剂量间断应用。

五、护理小贴士

1. 生活

消化性溃疡属于典型的心身疾病范畴，心理-社会因素对发病起着重要作用。因此，乐观的情绪、规律的生活、避免过度紧张与劳累，无论在本病的发作期或缓解期均很重要。当溃疡活动期症状较重时，应卧床休息几天乃至1～2周。

2. 饮食

对消化性溃疡患者的饮食持下列观点：①细嚼慢咽，避免急食，咀嚼可增加唾液分泌，后者能稀释和中和胃酸，并可能具有提高黏膜屏障作用；②有规律的定时进食，以维持正常消化活动的节律；③在急性活动期，以少吃多餐为宜，每天进餐4～5次，但症状得到控制后，应鼓励较快恢复为平时的一天3餐；④饮食宜注意营养，但不必规定特殊食谱；⑤餐间避免零食，睡前不宜进食；⑥在急性活动期，应戒烟酒，并避免咖啡、浓茶、浓肉汤和辣椒酸醋等刺激性调味品或辛辣的饮料，以及服用损伤胃黏膜的药物；⑦饮食不过饱，以防止胃窦部的过度扩张而增加胃泌素的分泌。

5

腹泻

一、疾病简介

腹泻是一种常见症状,俗称"拉肚子",是指排便次数明显超过平日习惯的频率,粪质稀薄,水分增加,每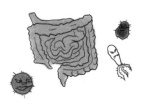日排便量超过 200 g,或含未消化食物或脓血、黏液。腹泻常伴有排便急迫感、肛门不适、失禁等症状。正常人每日大约有 9 L 液体进入胃肠道,通过肠道对水分的吸收,最终粪便中水分仅为 100～200 ml。若进入结肠的液体量超过结肠的吸收能力和(或)结肠的吸收容量减少,就会导致粪便中水分排出量增加,便产生腹泻。临床上按病程长短,将腹泻分为急性和慢性两类。急性腹泻发病急剧,病程在 2～3 周之内,大多系感染引起。慢性腹泻指病程在两个月以上或间歇期在 2～4 周内的复发性腹泻,发病原因更为复杂,可为感染性或非感染性因素所致。

二、常见病因

1. 急性腹泻

(1)感染:包括病毒(轮状病毒、诺瓦克病毒、柯萨奇病毒、埃可等病毒)、细菌(大肠杆菌、沙门菌、志贺菌、痢疾杆菌、霍乱弧菌)或寄生虫(溶组织阿米巴原虫、梨形鞭毛虫)引起的肠道感染。

(2)中毒:食物中毒如进食未煮熟的扁豆、毒蕈中毒、河豚中毒,重金属中毒,农药中毒等。

(3)药物:泻药、胆碱能药物、洋地黄类药物等。

(4)其他疾病:溃疡性结肠炎急性发作、急性坏死性肠炎、食物过敏等。

2. 慢性腹泻

慢性腹泻病因比急性的更复杂,肠黏膜本身病变、小肠内细菌繁殖过多、肠道运输功能缺陷、消化能力不足、肠运动紊乱以及某些内分泌疾病和肠道外肿瘤均有可能导致慢性腹泻的发生。可引起慢性腹泻的疾病包括以下。

(1)肠道感染性疾病。①慢性阿米巴痢疾;②慢性细菌性疾病;③肠结核;④梨形鞭毛虫病、血吸虫病;⑤肠道念珠菌病。

(2)肠道非感染性炎症。①炎症性肠病(克罗恩病和溃疡性结肠炎);②放射性肠炎;③缺血性结肠炎;④憩室炎;⑤尿毒症性肠炎。

(3)肿瘤。①大肠癌;②结肠腺瘤病(息肉);③小肠恶性淋巴瘤;④胺前体摄取脱羧细胞瘤、胃泌素瘤、类癌、肠血管活性肠肽瘤等。

(4)小肠吸收不良。①原发性小肠吸收不良;②继发性小肠吸收不良。

(5)肠动力疾病。如肠易激综合征。

（6）胃部和肝胆胰疾病。①胃大部分切除-胃空肠吻合术；②萎缩性胃炎；③慢性肝炎；④肝硬化；⑤慢性胰腺炎；⑥慢性胆囊炎。

（7）全身疾病。①甲状腺功能亢进；②糖尿病；③慢性肾上腺皮质功能减退；④系统性红斑狼疮；⑤烟酸缺乏病；⑥食物及药物过敏。

三、常见症状

1. 急性腹泻

起病急，病程在 2～3 周之内，可分为水样泻和痢疾样泻，前者粪便不含血或脓，可不伴里急后重，腹痛较轻；后者有脓血便，常伴里急后重和腹部绞痛。感染性腹泻常伴有腹痛、恶心、呕吐及发热，小肠感染常为水样泻，大肠感染常含血性便。

2. 慢性腹泻

大便次数增多，每日排便在 3 次以上，便稀或不成形，粪便含水量大于 85%，有时伴黏液、脓血，持续两个月以上，或间歇期在 2～4 周内的复发性腹泻。病变位于直肠和（或）乙状结肠的患者多有里急后重，每次排便量少，有时只排出少量气体和黏液，粉色较深，多呈黏冻状，可混血液，腹部不适位于腹部两侧或下腹。小肠病变引起腹泻的特点是腹部不适多位于脐周，并于餐后或便前加剧，无里急后重，粪便不成形，可成液状，色较淡，量较多。慢性胰腺炎和小肠吸收不良者，粪便中可见油滴，多泡沫，含食物残渣，有恶臭。血吸虫病、慢性痢疾、直肠癌、溃疡性结肠炎等病引起的腹泻，粪便常带脓血。肠易激综合征和肠结核常有腹泻和便秘交替现象。因病因不同可伴有腹痛、发热、消瘦、腹部包块等症状。

四、预防与治疗

1. 预防

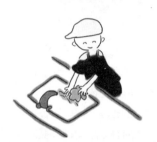

1）饭前便后洗手

饭前便后一定要认真洗手，要尽量用肥皂、活动水洗手不少于15秒。

2）不吃街边烧烤

随着天气越来越热，烧烤摊也开始红火，但卫生条件却参差不齐。假如食用了未完全烤熟的食物，或食物在储存中发生腐败变质，再加上为了追求凉爽，多喝了几瓶凉啤酒，刺激到肠胃，很容易就引发胃肠道疾病。

3）少吃剩饭剩菜

导致肠道传染病的罪魁祸首统称为肠道致病原，其种类很多，主要为细菌、病毒和寄生虫。一般来讲，肠道传染病病原微生物特别喜欢夏季温暖、湿润的环境，并且会在剩饭剩菜和污染的物品上快速繁衍生长，不注意饮食卫生特别容易感染。

4）冰箱定期清理

食物不要储存太长时间，在食用之前一定煮

熟、蒸透,冰箱里的水果食用前一定要清洗干净。对发现霉变或变质的食品应及时处理,切勿食用。

5) 避免贪凉

很多人喜欢大汗淋漓时对着空调猛吹一通,而且还不盖住腹部。这是很不好的习惯。因为出汗时毛孔打开,遇凉气时毛孔会突然关闭,寒气郁结体内,易造成暑湿感冒,有些人就会腹泻。

6) 选购食品注意资质

选购食品应选择具备相应资质、食品储存条件较好的正规超市和市场,购买时要查看标签标识,选择包装完整、感官无变质、在保质期内的食品。对于需要冷藏和冷冻的食品,购买时应注意是否符合相应的储存条件。

2. 治疗

病因治疗和对症治疗都很重要。在未明确病因之前,要慎重使用止痛药及止泻药,以免掩盖症状造成误诊,延误病情。

1) 病因治疗

(1) 抗感染治疗。根据不同病因,选用相应的抗生素。

(2) 其他。如乳糖不耐受症不宜用乳制品,成人乳糜泻应禁食麦类制品。慢性胰腺炎可补充多种消化酶。药物相关性腹泻应立即停用有关药物。

2) 对症治疗

(1) 一般治疗。纠正水、电解质、酸碱平衡紊乱和营养失衡。酌情补充液体,补充维生素、氨基酸、脂肪乳剂等营养物质。

（2）黏膜保护剂。双八面体蒙脱石、硫糖铝等。

（3）微生态制剂。如双歧杆菌可以调节肠道菌群。

（4）止泻剂。根据具体情况选用相应止泻剂。

（5）其他。山莨菪碱（654-2）、溴丙胺太林、阿托品等具解痉作用，但青光眼、前列腺肥大、严重炎症性肠病患者慎用。

五、护理小贴士

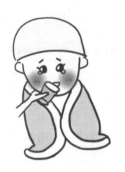

（1）腹泻患者由于大量排便，导致身体严重缺水和电解质紊乱，此时必须补充大量的水分。

（2）腹泻期间应食用清淡的流质食物，如鸡汤等。因为在腹泻期间肠道需要充分地休息。

（3）避免进食豆类、甘蓝菜等。含有大量不易吸收的碳水化合物的食物也会加重腹泻。这些食物包括小麦及含麸质食物如面包、面条及其他面粉制品，还有苹果、梨子、李子、玉米、燕麦、马铃薯等。避免喝碳酸饮料，这类饮料所含的气体可能使你的腹泻火上加油。

6

哮喘

一、疾病简介

哮喘又名支气管哮喘。支气管哮喘是由多种细胞及细胞组分参与的慢性气道炎症,此种炎症常伴随引起气道反应性增高,导致反复发作的喘息、气促、胸闷和 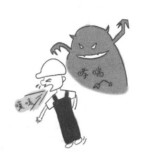 (或)咳嗽等症状,多在夜间和(或)凌晨发生,此类症状常伴有广泛而多变的气流阻塞,可以自行或通过治疗而逆转。

二、常见病因

1. 遗传因素

哮喘是一种具有复杂性状的,具多基因遗传倾向的疾病。

2. 变应原

哮喘最重要的激发因素可能是吸入变应原。

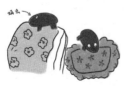

（1）室内变应原。屋螨是最常见的、危害最大的室内变应原,是哮喘在世界范围内的重

要发病因素。常见的有 4 种：屋尘螨、粉尘螨、宇尘螨和多毛螨。90％以上的螨类存在屋尘中，屋尘螨是持续潮湿气候最主要的螨虫。家中饲养的宠物如猫、狗、鸟释放变应原在它们的皮毛、唾液、尿液与粪便等分泌物中。猫是这些动物中最重要的致敏者，存在猫的皮毛及皮脂分泌物中，是引起哮喘急性发作的主要危险因子。蟑螂为亚洲国家常见的室内变应原；与哮喘有关的常见为蟑螂美洲大蠊、德国小蠊、东方小蠊和黑胸大蠊，其中以黑胸大蠊在我国最为常见。真菌亦是存在于室内空气中的变应原之一，特别是在阴暗、潮湿以及通风不良的地方，常见为青霉、曲霉、交链孢霉、分枝孢子菌和念珠菌等。其中链格孢霉已被确认为致哮喘的危险因子。常见的室外变应原：花粉与草粉是最常见的引起哮喘发作的室外变应原。木本植物（树花粉）常引起春季哮喘，而禾本植物的草类和莠草类花粉常引起秋季哮喘。我国东部地区主要为豚草花粉；北部主要为蒿草类。

（2）职业性变应原。可引起职业性哮喘常见的变应原有谷物粉、面粉、木材、饲料、茶、咖啡豆、家蚕、鸽子、蘑菇、抗生素（青霉素、头孢霉素）异氰酸盐、邻苯二甲酸、松香、活性染料、过硫酸盐、乙二胺等。

（3）药物及食物添加剂。阿司匹林和一些非皮质激素类抗炎药是药物所致哮喘的主要变应原。水杨酸酯、防腐剂及染色剂等食物添加剂也可引起哮喘急性发作。蜂王浆口服液是我国及东南亚地区国家和地区广泛用来作为健康保健品的食物。目前已证实蜂王浆可引起一些患者哮喘急性发作。

3. 促发因素

（1）大气污染。空气污染（SO_2、NO）可致支气管收缩、一过性气道反应性增高并能增强对变应原的反应。

（2）吸烟。香烟烟雾（包括被动吸烟）是户内促发因素的主要来源，是一种重要的哮喘促发因子，特别是对于那些父母抽烟的哮喘儿童，常因吸烟引起哮喘发作。

（3）呼吸道病毒感染。呼吸道病毒感染与哮喘发作有密切关系。与成人哮喘有关的病毒以鼻病毒和流感病毒为主。

（4）其他。剧烈运动、气候转变及多种非特异性刺激，如：吸入冷空气、蒸馏水雾滴等。此外，精神因素亦可诱发哮喘。

三、常见症状

哮喘表现为发作性咳嗽、胸闷及呼吸困难。部分患者咳痰，多于发作趋于缓解时痰多，如无合并感染，常为白黏痰，质韧，有时呈米粒状或黏液柱状。发作时的严重程度和持续时间个体差异很大，轻者仅有胸部紧迫感，持续数分钟，重者极度呼吸困难，持续数周或更长时间。症状的特点是可逆性，即经治疗后可在较短时间内缓解，部分自然缓解，当然，少部分不缓解而呈持续状态。发作常有一定的诱发因素。不少患者发作有明显的生物规律，每天凌晨 2～6 时发作或加重，一般好发于春夏交接时或冬天，部分女性（约20％）在月经前或期间哮喘发作或加重。要注意非典型哮喘患者。有的患者常以发作性咳嗽作为唯一的症状，临床上常易误诊为支气管炎；有的青少年患者则以运动时出现胸闷，气紧为唯一的临床表现。

四、预防与治疗

（1）避免接触过敏因素。有30％～40％的支气管哮喘患者可查出过敏原。尘螨、猫狗等动物的皮垢、霉菌、花粉、牛奶、禽蛋、蚕丝、羽毛、飞蛾、棉絮、真菌等都是重要的过敏原。

（2）避免诱发因素。如吸入烟、尘和植物油、汽油或油漆等气味以及冷空气，可刺激支气管黏膜下的感觉神经末梢，反射性地引起迷走神经兴奋和咳嗽，在气道高反应的基础上导致支气管平滑肌痉挛。

（3）避免感染。感冒和上呼吸道感染是最常见的诱因，冬春季节或气候多变时更为明显。

（4）避免过度劳累。突击性强烈的或长时间的体力劳动、紧张的竞技性运动，均可诱发哮喘。

（5）避免情绪激动。情绪波动可以成为诱因。诸如忧虑、悲伤、过度兴奋甚至大笑也会导致哮喘发作。

（6）避免职业性因素。这方面涉及面广，如制药工业、化工企业中工作的工人,对某些药物或原料过敏,医护人员对某些药物过敏等。

五、护理小贴士

（1）衣：随时增添衣服,以防感寒发病。在衣料的选择上,羊毛内衣、鸭绒背心、动物毛皮衣物及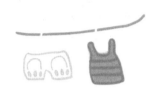
腈纶、涤纶、维棉等化学纤维衣料,易引起过敏、荨麻疹、哮喘发作,故哮喘患者的内衣以纯棉织品为宜,且要求面料光滑、柔软平整,衣服不宜过紧。另外,哮喘患者的衣裤要经常放阳光下晒,以杀灭虫螨等致敏病菌。

（2）食：一般鲜海鱼、虾、蟹、秋茄等均易引起过敏发喘,哮喘患者应避免食用。中医学辨证属寒性哮喘者,不宜多食性偏凉的食物,如生梨、菠菜、毛笋等,而应进食性温食物如羊肉、鹅肉、姜、桂等;而热性哮喘则正好相反。荸荠、白萝卜、胡桃肉、红枣、芡实、莲子、山药等具有健脾化痰、益肾养肺之效,对防止哮喘发作有一定作用。

（3）住：哮喘多在夜间发作,因此患者卧室既要保持一定温度和相对湿度,又要保持空气流通。刚用油漆喷涂的房间不能立即进住,至少应开门窗流通1周,以防接触过敏。哮喘患者的衣被、床上用品也应少用丝绵及羽绒制品。要注意清扫死角尘埃,避免能引起过敏的螨虫滋生。枕头被褥勤晒,尽量不用布制沙发和地毯。不养鸟,不养狗,不养花,确保哮喘不复发。

(4)行:患者应注意运动和耐寒锻炼,若身体许可,还可坚持用冷水擦身,持之以恒,可以增强免疫御寒能力,减少感冒和哮喘发作。另外,登高远眺、游览名山大川,也能愉悦心情,放松精神,舒张气管,对预防哮喘发作有积极作用。

||| 7 |||

荨麻疹

一、疾病简介

荨麻疹俗称风疹块，是由于皮肤、黏膜小血管扩张及渗透性增加而出现的一种局限性水肿反应，通常在 2～24 小时内消退，但反复发生新的皮疹。病程迁延数日至数月，临床上较为常见。

二、常见病因

荨麻疹的病因非常复杂，约 3/4 的患者找不到原因，特别是慢性荨麻疹。常见原因主要有：食物及食物添加剂，吸入物，感染，药物，物理因素如机械刺激、冷热、日光等，昆虫叮咬，精神因素和内分泌改变，遗传因素等。

三、常见症状

基本损害为皮肤出现风团。常先有皮肤瘙痒，随即出现风团，呈鲜红色或苍白色、皮肤色，少数患者有水肿性红斑。风团的大小和形态不一，发作时间不定。风团逐渐蔓延，融合成片，由于真皮乳头水肿，可见表皮毛囊口向下凹陷。风团持续数分钟至数小时，少数可延长至数天后消退，不留痕迹。皮疹反复成批发生，以傍晚发作者多见。风团常泛发，亦可局限。有时合并血管性水肿,偶尔风团表面形成大疱。

部分患者可伴有恶心、呕吐、头痛、头胀、腹痛、腹泻,严重者还有胸闷、不适、面色苍白、心率加速、脉搏细弱、血压下降、呼吸短促等全身症状。

疾病于短期内痊愈者,称为急性荨麻疹。若反复发作达每周至少两次并连续6周以上者称为慢性荨麻疹。除了上述普通型荨麻疹,还有以下特殊类型的荨麻疹。

（1）皮肤划痕荨麻疹/人工荨麻疹。患者对外来较弱的机械刺激引起生理性反应增强,在皮肤上产生风团。患者在搔抓后,或在紧束的腰带、袜带等处出局部起风团,瘙痒。

（2）延迟性皮肤划痕症。皮肤划痕在刺激后6～8小时出现风团与红斑,风团持续24～48小时。迟发性皮损不止一条,沿划痕形成小段或点,损害较深或宽,甚至向两侧扩展成块。局部发热,有压痛。

（3）延迟性压力性荨麻疹。皮疹发生于局部皮肤受压后4～6小时,通常持续8～12小时。表现为局部深在性疼痛性肿胀,发作时可伴有寒战、发热、头痛、关节痛、全身不适和轻度白细胞计数增多。局部大范围肿胀似血管性水肿,易发生于掌跖和臀部,皮损发生前可有24小时潜伏期。

（4）胆碱能性荨麻疹。皮疹特点为除掌跖以外发生泛发性 1～3 mm 的小风团，周围有明显，其中有时可见卫星状风团，也可只见红晕或无红晕的微小稀疏风团。有时唯一的症状只是瘙痒而无风团。损害持续 30～90 分钟，或达数小时之久。大多在运动时或运动后不久发生，伴有痒感、刺感、灼感、热感或皮肤刺激感，遇热或情绪紧张后亦可诱发此病。

（5）寒冷性荨麻疹。可分为家族性和获得性两种。前者较为罕见，为常染色体显性遗传。在受冷后半小时到 4 小时发生迟发反应，皮疹为不痒的风团，可以有青紫的中心，周围绕以苍白晕，皮疹持续 24～48 小时，有烧灼感，并伴有发热、关节痛、白细胞计数增多等全身症状。后者较为常见，患者常在气温骤降时或接触冷水之后发生，数分钟内在局部发生瘙痒性的水肿和风团，多见于面部、手部，严重者其他部位也可以累及。可发生头痛、皮肤潮红、低血压、甚至昏厥。

（6）日光性荨麻疹。皮肤暴露在日光数分钟后，局部迅速出现瘙痒、红斑和风团。风团发生后约经一至数小时消退。发生皮疹的同时，可伴有畏寒、疲劳、晕厥、肠痉挛，这些症状在数小时内消失。

（7）接触性荨麻疹。其特点是皮肤接触某些变应原发生风团和红斑。可分为免疫性机制和非免疫性机制两类。非免疫性是由于原发性刺激物直接作用于肥大细胞释放组胺等物质而引起,几乎所有接触者均发病,不需物质致敏。

另外,还有热荨麻疹、运动性荨麻疹、震颤性荨麻疹、水源性荨麻疹、肾上腺素能性荨麻疹、电流性荨麻疹等更少见类型的荨麻疹等。

四、预防与治疗

1. 预防

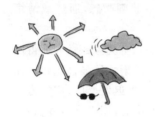

（1）荨麻疹患者应尽早除去体内感染病灶,如抗感染、除蛔虫等治疗。这是荨麻疹的预防措施之一。

（2）荨麻疹的预防需保持生活规律,精神愉快,积极治疗胃肠及内分泌疾病。

（3）对过敏性体质的荨麻疹患者应尽量避免接触易引起过敏的食物、药物、植物及化学物品,减少过冷、过热及日晒的刺激。这也是荨麻疹的主要预防措施。

2. 治疗

1）一般治疗

由于荨麻疹的原因各异,治疗效果也不一样,具体治疗措施如下。

（1）去除病因。对每位患者都应力求找到引起发作的原因,并加以避免。如果是感染引起者,应积极治疗感染病灶。药物引起者应停用过敏药物;食物过敏引起者,找出过敏食物后,不要再吃这种食物。

（2）避免诱发因素。如寒冷性荨麻疹应注意保暖，乙酰胆碱性荨麻疹减少运动、出汗及情绪波动，接触性荨麻疹减少接触的机会等。

2）药物治疗

（1）抗组胺类药物。①H受体拮抗剂。具有较强的抗组胺和抗其他炎症介质的作用，治疗各型荨麻疹都有较好的效果。常用的 H_1 受体拮抗剂有苯海拉明、赛庚啶、氯苯那敏、阿伐斯汀、西替利嗪、咪唑斯汀、氯雷他定、依巴斯汀、氮卓斯汀、地氯雷他定、单独治疗无效时，可以选择两种不同类型的 H_1 受体拮抗剂合用或与 H_2 受体拮抗剂联合应用，常用的 H_2 受体拮抗剂有西咪替丁、雷尼替丁、法莫替丁等。用于急、慢性荨麻疹和寒冷性荨麻疹均有效。剂量因人而异。②多塞平。是一种三环类抗抑郁剂，对慢性荨麻疹效果尤佳，且不良反应较小。对传统使用的抗组胺药物无效的荨麻疹患者，多塞平是较好的选用药物。

（2）抑制肥大细胞脱颗粒作用，减少组胺释放的药物。①硫酸间羟异丁肾上腺素为 β_2 肾上腺受体促进剂，在体内能增加环磷酸腺苷（cAMP）的浓度，从而抑制肥大细胞脱颗粒。②酮替酚。通过增加体内 cAMP 的浓度，抑制肥大细胞脱颗粒，阻止炎症介质（如组胺、慢反应物质等）的释放，其抑制作用较色甘酸钠强而快，并可口服。③色甘酸钠。能阻断抗原抗体的结合，抑制炎症介质的释放。若与糖皮质激素联合作用，可减少后者的用量，并增强疗效。④曲尼司特。通过稳定肥大细胞膜而减少组胺的释放。

（3）糖皮质激素。治疗荨麻疹的二线用药，一般用于严重急性荨麻疹、荨麻疹性血管炎、压力性荨麻疹对抗组胺药无效时，或慢性荨麻疹严重激发时，静脉滴注或口服，应避免长期应用。常用药物如下：①泼尼松；②曲安西龙；③地塞米松；④倍他米松磷酸钠（得宝松）。在紧急情况下，采用氢化可的松、地塞米松或甲泼尼龙静脉滴注。

（4）免疫抑制剂。当慢性荨麻疹患者具有自身免疫基础，病情反复，上述治疗不能取得满意疗效时，可应用免疫抑制剂，环孢素具有较好的疗效，硫唑嘌呤、环磷酰胺、甲氨蝶呤及免疫球蛋白等均可试用，雷公藤也具有一定疗效。由于免疫抑制剂的不良反应发生率高，一般不推荐用于荨麻疹的治疗。

另外，降低血管通透性的药物，如维生素 C、维生素 P、钙剂等，常与抗组胺药合用。由感染因素引起者，可以选用适当的抗生素治疗。

五、护理小贴士

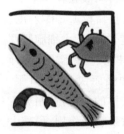

（1）注意饮食，避免诱因。荨麻疹的发病与饮食有一定的关系，某些食物可能是诱因。例如，鱼虾海鲜，含有人工色素、防腐剂、酵母菌等人工添加剂的罐头、腌腊食品、饮料等可诱发荨麻疹。另外,过于酸辣等有刺激性的食物也会降低胃肠道的消化功能,使食物残渣在肠道内滞留的时间过长,因而产生蛋白胨和多肽,增加人体过敏的概率。

(2)注意药物因素引起的过敏。在临床中,有些药物可以引起荨麻疹,如青霉素、四环素、氯霉素、链霉素、磺胺类药物、多黏菌素等抗生素,安乃近、阿司匹林等解热镇痛剂等。某些中成药如感冒清、牛黄解毒片等也可导致过敏引起荨麻疹的发生。在服用多种药物而怀疑荨麻疹是由其中一种药物引起时,最简捷有效的方法是及时停用所服的药物(最好在医师的指导下)。

(3)积极治疗基础疾病。荨麻疹既是一种独立的疾病,也可能是某些疾病的一种皮肤表现。能导致荨麻疹的疾病较多,例如感染性疾病就有:寄生虫感染如肠蛔虫、蛲虫等;细菌性感染如龋齿、齿槽脓肿、扁桃体炎、中耳炎、鼻窦炎等;病毒性感染如乙型肝炎;真菌感染如手足癣等。另外,糖尿病、甲亢、月经紊乱,甚至体内潜在的肿瘤等都可能引起荨麻疹。因此,有效地诊断和治疗基础疾病,有助于消除荨麻疹。

(4)保持健康心态,提高身体抵抗力。慢性荨麻疹的发作和加重,与人的情绪或心理应激有一定的关系。中医学在防病治病方面有"恬淡虚无,病安从来"的理论,认为保持一种清心寡欲的心态,可以使人体气机调和,血脉流畅,正气充沛,久而久之荨麻疹自然会消失在无形中。

8

腰肌劳损

一、疾病简介

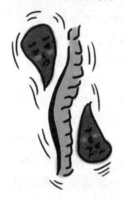

腰肌劳损,又称功能性腰痛、慢性下腰损伤、腰臀肌筋膜炎等,实为腰部肌肉及其附着点筋膜或骨膜的慢性损伤性炎症,是腰痛的常见原因之一,主要症状是腰或腰骶部胀痛、酸痛,反复发作,疼痛可随气候变化或劳累程度而变化,如日间劳累加重,休息后可减轻,为临床常见病,多发病,发病因素较多。其日积月累,可使肌纤维变性,甚而少量撕裂,形成瘢痕、纤维索条或粘连,遗留长期慢性腰背痛。

二、常见病因

(1) 急性腰扭伤后及长期反复的腰肌劳损。

(2) 治疗不及时、处理方法不当。

(3) 长期反复的过度腰部运动及过度负荷,如长时期坐位、久站或从弯腰位到直立位手持重物、抬物,均可使腰肌长期处于高张力状态,久而久之可导致慢性腰肌劳损。

（4）慢性腰肌劳损与气候、环境条件也有一定关系，气温过低或相对湿度太大都可促发或加重腰肌劳损。

三、常见症状

（1）腰部酸痛或胀痛，部分刺痛或灼痛。

（2）劳累时加重，休息时减轻；适当活动和经常改变体位时减轻，活动过度又加重。

（3）不能坚持弯腰工作。常被迫时时伸腰或以拳头击腰部以缓解疼痛。

（4）腰部有压痛点，多在骶棘肌处，髂骨脊后部、骶骨后骶棘肌止点处或腰椎横突处。

（5）腰部外形及活动多无异常，也无明显腰肌痉挛，少数患者腰部活动稍受限。

四、预防与治疗

1. 预防

（1）防止潮湿，寒冷受凉。不要随意睡在潮湿的地方。根据气候的变化，随时增添衣服，出汗及雨淋之后，要及时更换湿衣或擦干身体。

（2）急性腰扭伤处置。应积极治疗，安心休息，防止转成慢性。

（3）体育运动或剧烈活动时要做好准备活动。

（4）纠正不良的工作姿势。如弯腰过久，或伏案过低等。在僵坐 1 小时后要换一个姿势。同时，可以使用腰部有突起的靠垫为腰部缓解压力,有助于避免出现腰肌劳损。背重物时,胸腰稍向前弯,髋膝稍屈,迈步要稳,步子不要大。

(5) 防止过劳。腰部作为人体运动的中心,过度劳累,必然造成损伤而出现腰痛。因此,在各项工作或劳动中注意有劳有逸。

(6) 使用硬板软垫床。过软的床垫不能保持脊柱的正常生理曲度,所以最好在木板上加一张10 cm 厚的软垫。

(7) 注意减肥。控制体重,身体过于肥胖,必然给腰部带来额外负担,特别是中年人和妇女产后,为易于发胖的时期,节制饮食,加强锻炼。

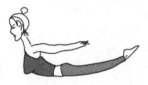

2. 治疗

(1) 避免过劳、矫正不良体位。

(2) 适当功能锻炼。加强腰背肌锻炼,防止肌肉张力失调,如采取俯卧位,去枕,然后用力挺胸抬头,双手双脚向空中伸展;也可仰卧床上,去枕,头部用力向后顶床,抬起肩部的动作。

(3) 理疗、推拿、按摩等舒筋活血疗法。

(4) 药物治疗。主要为消炎止痛药、注射皮质类固醇及口服非甾体抗炎药,局部外用肌松药及镇痛药。

(5) 封闭疗法。有固定压痛点者,可用 0.5%～1% 普鲁卡因加醋酸泼尼松龙或醋酸氢化可的松作痛点封闭,效果良好。

(6) 物理治疗。在医师指导下,选用适当的物理治疗也可以增强治疗效果。目前，存在较多的理疗方式，包括电磁、超声波、红外线、激光等，通过声、光、电、热等作用于人体，起到舒筋活络的作用。

（7）手术治疗。对各种非手术治疗无效的病例，可施行手术治疗。

五、护理小贴士

（1）急性期时不做腰背肌锻炼，循序渐进，逐渐增加活动量。

（2）选择一个合适的床垫，要软硬适中，躺在床上，脊柱应该能保持中立位置。

（3）选用符合人体工学的座椅支持脊椎自然曲线，并时刻提醒自己的坐姿是否端正。坐或者站立一个小时后应该改变姿势，来回走动并做一些拉伸、伸展的动作，如伸懒腰。一般来说，站着比坐着要好。搬东西的时候要注意最好蹲下来，腰背保持中立姿势，利用膝关节和髋关节发力，将重物搬起，而不是弯腰，依靠腰部的肌肉发力。

（4）减少坐车、开车、乘坐电梯的次数，自己走路。做些低强度的有氧训练。如果锻炼诱发疼痛或加剧疼痛，则应停止或改变锻炼方式。

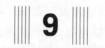

9

腰椎间盘突出症

一、疾病简介

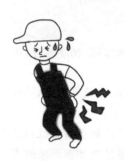

腰椎间盘突出症是较为常见的疾患之一,主要是因为腰椎间盘各部分(髓核、纤维环及软骨板),尤其是髓核,有不同程度的退行性改变后,在外力因素的作用下,椎间盘的纤维环破裂,髓核组织从破裂之处突出(或脱出)于后方或椎管内,导致相邻脊神经根遭受刺激或压迫,从而产生腰部疼痛,一侧下肢或双下肢麻木、疼痛等一系列临床症状。腰椎间盘突出症以腰 4~5、腰 5~骶 1 发病率最高,约占 95%。

二、常见病因

1. 腰椎间盘的退行性改变是基本因素

髓核的退变主要表现为含水量的降低,并可因失水引起椎节失稳、松动等小范围的病理改变;纤维环的退变主要表现为坚韧程度的降低。

2. 损伤

长期反复的外力造成轻微损害,加重了退变的程度。

3. 椎间盘自身解剖因素的弱点

椎间盘在成年之后逐渐缺乏血液循环，修复能力差。在上述因素作用的基础上，某种可导致椎间盘所承受压力突然升高的诱发因素，即可能使弹性较差的髓核穿过已变得不太坚韧的纤维环，造成髓核突出。

4. 遗传因素

腰椎间盘突出症有家族性发病的报道。

5. 腰骶先天异常

包括腰椎骶化、骶椎腰化、半椎体畸形、小关节畸形和关节突不对称等。上述因素可使下腰椎承受的应力发生改变，从而构成椎间盘内压升高和易发生退变和损伤。

6. 诱发因素

在椎间盘退行性变的基础上，某种可诱发椎间隙压力突然升高的因素可致髓核突出。常见的诱发因素有增加腹压、腰姿不正、突然负重、妊娠、受寒和受潮等。

三、常见症状

1. 腰痛

腰痛是大多数患者最先出现的症状，发生率约为 91%。由于纤维环外层及后纵韧带受到髓核刺激，经窦椎神经而产生下腰部感应痛，有时可伴有臀部疼痛。

2. 下肢放射痛

虽然高位腰椎间盘突出（腰 2～3、腰 3～4）可以引起股神经痛,但临床少见,不足 5%。绝大多数患者是腰 4～5、腰 5～骶 1 间隙突出,表现为坐骨神经痛。典型坐骨神经痛是从下腰部向臀部、大腿后方、小腿外侧直到足部的放射痛,在喷嚏和咳嗽等腹压增高的情况下疼痛会加剧。放射痛的肢体多为一侧,仅极少数中央型或中央旁型髓核突出者表现为双下肢症状。坐骨神经痛的原因有三:①破裂的椎间盘产生化学物质的刺激及自身免疫反应使神经根发生化学性炎症;②突出的髓核压迫或牵张已有炎症的神经根,使其静脉回流受阻,进一步加重水肿,使得对疼痛的敏感性增高;③受压的神经根缺血。上述三种因素相互关连,互为加重因素。

3. 马尾神经症状

向正后方突出的髓核或脱垂、游离椎间盘组织压迫马尾神经,其主要表现为大、小便障碍,会阴和肛周感觉异常。严重者可出现大小便失控及双下肢不完全性瘫痪等症状,临床上少见。

四、预防与治疗

1. 预防

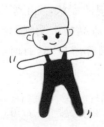

腰椎间盘突出症是在退行性变基础上积累伤所致,积累伤又会加重椎间盘的退变,因此预防的重点在于减少积累伤。

平时要有良好的坐姿,睡

眠时的床不宜太软。长期伏案工作者需要注意桌、椅高度，定期改变姿势。

职业工作中需要常弯腰动作者，应定时伸腰、挺胸活动，并使用宽的腰带。

应加强腰背肌训练，增加脊柱的内在稳定性，长期使用腰围者，尤其需要注意腰背肌锻炼，以防止失用性肌肉萎缩带来不良后果。如需弯腰取物，最好采用屈髋、屈膝下蹲方式，减少对腰椎间盘后方的压力。

2. 治疗

1）非手术疗法

（1）腰椎间盘突出症大多数患者可以经非手术治疗缓解或治愈。其治疗原理并非将退变突出的椎间盘组织回复原位，而是改变椎间盘组织与受压神经根的相对位置或部分回纳，减轻对神经根的压迫，松解神经根的粘连，消除神经根的炎症，从而缓解症状。非手术治疗主要适用于：①年轻、初次发作或病程较短者；②症状较轻，休息后症状可自行缓解者；③影像学检查无明显椎管狭窄。

（2）绝对卧床休息初次发作时，应严格卧床休息，强调大、小便均不应下床或坐起，这样才能有比较好的效果。卧床休息3周后可以佩戴腰围保护下起床活动，3个月内不做弯腰持物动作。此方法简单有效，但较难坚持。缓解后，应加强腰背肌锻炼，以减少复发的概率。

（3）牵引治疗采用骨盆牵引，可以增加椎间隙宽度,减少椎间盘内压,椎间盘突出部分回纳,减轻对神经根的刺激和压迫,需要专业医师指导下进行。

(4)理疗和推拿、按摩可缓解肌肉痉挛,减轻椎间盘内压力,但注意暴力推拿按摩可以导致病情加重,应慎重。

2)手术治疗

(1)手术适应证。①病史超过 3 个月,严格保守治疗无效或保守治疗有效,但经常复发且疼痛较重者;②首次发作,但疼痛剧烈,尤以下肢症状明显,患者难以行动和入眠,处于强迫体位者;③合并马尾神经受压表现;④出现单根神经根麻痹,伴有肌肉萎缩、肌力下降;⑤合并椎管狭窄者。

(2)手术方法经后路腰背部切口,部分椎板和关节突切除,或经椎板间隙行椎间盘切除。中央型椎间盘突出,行椎板切除后,经硬脊膜外或硬脊膜内椎间盘切除。合并腰椎不稳、腰椎管狭窄者,需要同时行脊柱融合术。

近年来,显微椎间盘摘除、显微内镜下椎间盘摘除、经皮椎间孔镜下椎间盘摘除等微创外科技术使手术损伤减小,取得了良好的效果。

五、护理小贴士

腰背部肌肉是维持腰椎稳定性的重要结构之一,加强腰背部肌肉的锻炼,有助于维持及增强腰椎的稳定性,从而延缓腰椎劳损退变的进程,可以有效地预防急慢性腰部损伤和腰痛的发生。由于腰腿痛而卧床休息或者佩带腰围治疗的患者,腰部不活动,不受力,长此以往可以引起腰肌的失用性萎缩和无力,因此,应当加强腰背肌的锻炼。

1)飞燕式或飞燕点水

(1)俯卧床上,去枕;双手放背后,用力挺胸抬头,使头胸离开床面;

(2)同时膝关节伸直,两大腿用力向后也离开床面;

(3)持续 10～15 秒,然后肌肉放松休息 3～5 秒为一个周期。

2)五点支撑法

(1)仰卧在床上,去枕屈膝。

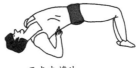

五点支撑法

(2)双肘部及背部顶住床,腹部及臀部向上抬起,依靠头部、双肘部和双脚这五点支撑起整个身体的重量。

3)三点支撑法

在五点支撑法的基础上将双上肢抬离床面。

上述动作持续 10～15 秒,然后腰部肌肉放松,放下臀部休息 3～5 秒为一个周期。

4)注意事项

(1)对于腰肌力量较弱或者肥胖的人士来说,"飞燕式"可能比较费力,可以采用"五点支撑"的方法进行锻炼。患者可以根据自己的实际情况,选择适合自己的方法进行锻炼。

（2）腰背肌锻炼的次数和强度要因人而异，每天可练十余次至百余次，分3～5组完成。应当循序渐进，每天可逐渐增加锻炼量。

（3）锻炼时也不要突然用力过猛，以防因锻炼腰肌而扭伤腰部。

（4）如锻炼后次日感到腰部酸痛、不适、发僵等，应适当地减少锻炼的强度和频度，或停止锻炼，以免加重症状。

（5）如果已经有腰部酸痛、发僵、不适等症状时，应当停止锻炼或在医生指导下行腰背肌锻炼；在腰腿痛急性发作时应当及时休息，停止练习，否则可能使原有症状加重。

10

胆囊炎

一、疾病简介

胆囊炎是较常见的疾病,发病率较高。根据其临床表现和临床经过,又可分为急性和慢性两种类型,常与胆石症合并存在。右上腹剧痛或绞

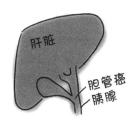

痛,多见于结石或寄生虫嵌顿梗阻胆囊颈部所致的急性胆囊炎,疼痛常突然发作,十分剧烈,或呈绞痛样。胆囊管非梗阻性急性胆囊炎时,右上腹疼痛一般不剧烈,多为持续性胀痛,随着胆囊炎症的进展,疼痛亦可加重,疼痛呈放射性,最常见的放射部位是右肩部和右肩胛骨下角等处。

二、常见病因

胆囊内结石突然梗阻或嵌顿胆囊管是导致急性胆囊炎的常见原因,胆囊管扭转、狭窄和胆道蛔虫或胆道肿瘤阻塞亦可引起急性胆囊炎。

三、常见症状

急性胆囊炎可出现右上腹撑胀疼痛,体位改变和呼吸时疼痛加剧,右肩或后背部放射性疼

痛,高热,寒战,并可有恶心,呕吐。

慢性胆囊炎常出现消化不良,上腹不适或钝痛,可有恶心,腹胀及嗳气,进食油腻食物后加剧。

四、预防与治疗

1. 预防

(1) 适度营养并适当限制饮食中脂肪和胆固醇的含量。

(2) 讲究卫生,防止肠道蛔虫的感染。

(3) 积极治疗肠蛔虫症和胆道蛔虫症。

2. 治疗

1) 药物疗法

(1) 急性胆囊炎。①解痉、镇痛:使用阿托品肌内注射,硝酸甘油舌下含化、哌替啶等;②抗菌治疗:抗生素使用是为了预防菌血症和化脓性并发症,通常以氨苄青霉素、克林霉素(氯林可霉素)和氨基醣苷类联合应用;③利胆药物:50%硫酸镁口服(有腹泻者不用),去氢胆酸片口服,胆酸片口服。

(2) 慢性胆囊炎。①利胆药物:可口服50%硫酸镁、去氢胆酸片等;②驱虫疗法:针对病因进行驱虫;③溶石疗法:如系胆固醇结石引起者,可用鹅去氧胆酸溶石治疗。

2) 手术治疗

(1) 急性胆囊炎。一般主张经 12～24 小时积极的内科治疗,待症状缓解再择期手术。

(2) 慢性胆囊炎。无论有无结石,因胆囊已丧失功能,且为感染病灶,均应择期手术切除。

五、护理小贴士

(1) 有规律的进食(一日三餐)是预防结石的最好方法。胆囊分泌胆汁帮助消化,不吃早点会导致胆囊中胆汁淤积,形成慢性炎症,甚至发展成结石。

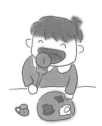

(2) 限制饮食中脂肪和胆固醇的含量。高脂高热量饮食。长期吃油炸、烧烤等高脂高热量食物,增加消化系统负担,促使胆囊充血水肿,炎症性改变,甚至胆汁淤积患胆囊结石。保证摄入足够量的蛋白质。

(3) 保持心情愉快。抑郁的情绪,可以影响胆囊排泄胆汁,胆汁排泄不畅,淤积使内壁血液循环受阻,长此以往,发展成慢性炎症。

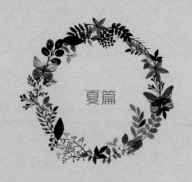

夏篇

清新、健康的笑
犹如夏天的一阵大雨
荡涤了人们心灵上的污泥
灰尘及所有的污垢
显现出善良与光明
——高尔基

11

中暑

一、疾病简介

中暑是指长时间暴露在高温环境中，或在炎热环境中进行体力活动引起机体体温调节功能紊乱所致的一组临床综合征，以高热、皮肤干燥以及中枢神经系统症状为特征。核心体温达41℃是预后严重不良的指征，体温超过40℃的严重中暑病死率为41.7%，若超过42℃，病死率为81.3%。

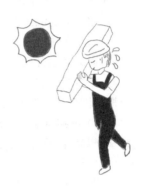

二、常见病因

1. 环境因素

在高温作业的车间工作，如果再加上通风差，则极易发生中暑；农业及露天作业时，受阳光直接暴晒，再加上大地受阳光的暴晒，使大气温度再度升高，使人的脑膜充血，大脑皮质缺血而引起中暑，空气中湿度的增强易诱发中暑。

2. 个人体质因素

在公共场所，家族中，人群拥挤集中，产热集中,散热困难,中暑衰竭主要因周围循环不足,引起虚脱或短暂晕厥。

三、常见症状

（1）中暑先兆：在高温环境下活动一段时间后,出现乏力、大量出汗、口渴、头痛、头晕、眼花、耳鸣、恶心、胸闷、体温正常或略高。

（2）轻度中暑：除以上症状外,有面色潮红、皮肤灼热、体温升高至38℃以上,也可伴有恶心、呕吐、面色苍白、脉搏增快、血压下降、皮肤湿冷等早期周围循环衰竭表现。

（3）重症中暑：除轻度中暑表现外,还有热痉挛、腹痛、高热昏厥、昏迷、虚脱或休克表现。

四、预防与治疗

1. 预防

（1）改善高温作业条件,加强隔热、通风、遮阳等降温措施,供给含盐清凉饮料。

（2）加强体育锻炼,增强个人体质。

（3）宣传防暑保健知识,教育工人遵守高温作业的安全规则和保健制度,合理安排劳动和休息。

2. 治疗

（1）停止活动并在凉爽、通风的环境中休息,脱去多余的或者紧身的衣服。

（2）如果患者有反应并且没有恶心呕吐,给患者喝水或者运动饮料,也可服用人丹、十滴水、藿香正气水等中药。

（3）让患者躺下，抬高下肢 15～30 cm。

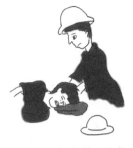

（4）用湿的凉毛巾放置于患者的头部和躯干部，或将冰袋置于患者的腋下、颈侧和腹股沟处以降温。

（5）如果 30 分钟内患者情况没有改善，寻求医学救助。如果患者没有反应，开放气道，检查呼吸并给予适当处置。

五、护理小贴士

预防中暑应从根本上改善劳动和居住条件，隔离热源，降低车间温度，调整作息时间，供给含盐 0.3％的清凉饮料。宣传中暑的防治知识，特别是中暑的早期症状。对有心血管器质性疾病、高血压、中枢神经器质性疾病，明显的呼吸、消化或内分泌系统疾病和肝、肾疾病的患者，应列为高温车间就业禁忌人群。

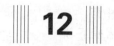

12

光敏性皮炎

一、疾病简介

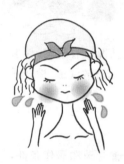

光敏性皮炎是由于患者对紫外线过敏所致,仅见于少数人。患者通常在日晒后1～2天后发病,分为光毒性皮炎和光变应性皮炎。前者与日晒伤相似;后者为过敏反应,只在接触或内部服用或注入过敏物质再加日晒后引起,与皮炎、湿疹相似,在暴露或非暴露部均可发生。

二、常见病因

(1) 外源性光敏物经皮肤接触或内服吸收。

(2) 皮肤吸收了一定能量和一定波长的光。

三、常见症状

1. 光毒性皮炎

其临床表现与日晒伤相似。在受日光照射后数小时出现充血性的红斑、水肿,患处有灼热及刺痒感,严重时可出现水疱及大疱。皮损的范围与光暴露部位是一致的。皮炎在数日内消退，遗留色素沉着及少许脱屑。

2. 光变态反应性皮炎

本病的临床表现与接触过敏性皮炎或湿疹相似，皮疹呈多形性，有红斑、丘疹、水疱等。皮损不只出现在日光暴露的部位，而且还出现在非暴露部位，病程较长，有的患者在光敏物除去后较长时间内仍保持对光线的敏感。

四、预防与治疗

1. 预防

（1）夏季是皮肤病原体的多发季节，人们从事户外活动时应当做好防护工作，如戴太阳帽、穿长衣长裤、打遮阳伞等。如果症状明显，可以服用一些抗过敏性药物。

（2）光敏性皮炎最常由化妆品中含的香料引起。例如，香皂、洗面奶、沐浴露等都含有多种复杂的香料成分，它们在洗浴时渗入皮肤、在散射阳光的作用下，使某些人的皮肤发生过敏性反应。

2. 治疗

（1）可以在清热解毒、除湿止痒的基础上，分型治疗。中医学认为，风、湿、热、血虚、虫淫等都是致病的主要原因，治疗以疏风祛湿、清热解毒、养血润燥、活血化瘀为原则，以达到驱邪扶正止痒之功效。

（2）由于紫外线过敏为免疫性反应，需要长时间的养护，所以皮肤症状严重者，可采用中西医结合治疗。生活中可以使用弱酸性温和的清洁产品，以保护皮肤不再受碱性洗涤剂的损伤。

五、护理小贴士

（1）避免吃含有人工添加物的食品，多吃新鲜蔬果。油煎、油炸或是辛辣类的食物较易引发体内的热性反应，这类食物应少吃。

（2）日常外出要使用具有温和防晒效果的防晒产品和用具，一旦出现紫外线过敏症状，及时涂抹帕芙欧舒敏膏。

13

噪声性耳聋

一、疾病简介

噗声耳聋属于慢性过程，患者初期除主观感觉耳鸣外，无耳聋感觉，交谈及社会活动能正常进行。随着病程的进一步发展（继续长时间在噪声环境下工作）当听力损失到语言频段且达到一定程度时，患者主观感觉语言听力出现障碍，表现出生活交谈中的耳聋现象，即所谓的噪声聋。

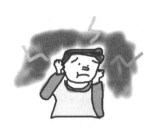

二、常见病因

（1）噪声超过 85～90 dB 强度时，即可对耳蜗造成损害。

（2）持续接触比间歇接触损伤大；接触噪声期限越长听力损伤越重；距离噪声源越近，听力越易受损。

（3）个体易感性：年高体弱者、曾经患过感音性神经性耳聋者，易受噪声损伤；而患中耳疾病者的影响如何，尚有分歧意见，有认为鼓膜穿孔听骨链中断者，噪声损害相对较轻。

三、常见症状

1. 渐进性听力减退

开始接触噪声时，听觉稍呈迟钝，若离开噪声，数分钟后听力恢复，此种现象称为听觉适应。若在持久、强烈噪声作用下，听觉明显迟钝，经数小时后听力才恢复，此时称之为听觉疲劳。若进一步接受噪声刺激，则导致听力损伤，不易自行恢复。

2. 耳鸣

可能早于耳聋出现，或与耳聋同时发展，为高音性，常日夜烦扰。

3. 全身反应

可能出现头痛、头昏、失眠、乏力、记忆力减退、反应迟钝、心情抑郁、心悸、血压升高、恶心、食欲缺乏、消化不良等。

四、预防与治疗

1. 预防

（1）对于从事爆震职业者，应加强预防知识的宣教，以便发生急性事故时不至慌乱。

（2）平时应佩戴防护用品如耳塞、耳罩、防声帽等。

（3）缺乏防护材料而预知即将遇到爆震时最简单的防护方法是用棉花球塞于耳道内。

（4）在紧急情况下，可用两小手指分别塞入两侧外耳道口内，及时卧倒，背向爆炸源，采用张口呼吸可减轻受伤的程度。

2. 治疗

当出现症状后应及时脱离噪声环境,停止噪声刺激,促使自然恢复。同时,应强调及早治疗。常见的治疗药物如下:调节神经营养的药物,如维生素 B 类药物;血管扩张剂,如葛根素、东莨菪碱(654-2)、当归注射液等药物;促进代谢的生物制品,如辅酶 A 等。耳鸣、眩晕可对症治疗。对听力损失达重度以上者可配戴助听器。

五、护理小贴士

(1)不要以为只是耳鸣,并不影响听力就不当回事,因为有些高频耳聋最初只是单纯耳鸣,听力都不受影响,但时间长了会突然出现耳聋。乘坐飞机的过程中,飞机在起飞时大气压力迅速降低,会让耳朵出现堵塞样感觉,少数人还可能会产生短暂的听力障碍及耳道疼痛。

(2)年轻父母需注意,儿童尤其是婴儿很容易因为上呼吸道感染引起耳部炎症、听力下降。特别是新生儿,在喂奶的时候不要让孩子平躺,尽量斜抱着,否则很容易呛奶,一旦呛到耳朵里排不出来,就容易滋生细菌,引起耳部感染。

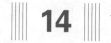

14

失眠

一、疾病简介

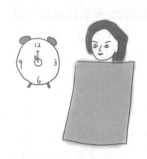

现在临床医学科学对失眠的认识存在局限性,但是,临床医学家们已经开始根据临床研究,给失眠进行定义,2012年中华医学会神经病学分会睡眠障碍学组根据现有的循证医学证据,制订了《中国成人失眠诊断与治疗指南》,其中失眠是指由于睡眠时间和(或)质量不满足,影响患者日间社会功能的一种主观体验。

二、常见病因

失眠按病因可划分为原发性失眠和继发性失眠两类。

1. 原发性失眠

通常缺少明确病因,或在排除可能引起失眠的病因后仍遗留失眠症状,主要包括心理生理性失眠、特发性失眠和主观性失眠 3 种类型。原发性失眠的诊断缺乏特异性指标,主要是一种排除性诊断。当可能引起失眠的病因被排除或治愈以后,仍遗留失眠症状时即可考虑为原发性失眠。心理生理性失眠在临床上发现其病因都可以溯源为某一个或长期事件对患者大脑边缘系统功能稳定性的影响,边缘系统功能的稳定性失衡最终导致了大脑睡眠功能的紊乱诱发失眠。

2. 继发性失眠

包括由于躯体疾病、精神障碍、药物滥用等引起的失眠,以及与睡眠呼吸紊乱、睡眠运动障碍等相关的失眠。失眠常与其他疾病同时发生,有时很难确定这些疾病与失眠之间的因果关系,故近年来提出共病性失眠(comorbid insomnia)的概念,用以描述那些同时伴随其他疾病的失眠。

三、常见症状

失眠患者的临床表现主要有以下方面。

(1)睡眠过程的障碍:入睡困难、睡眠质量下降和睡眠时间减少。

(2)日间认知功能障碍:记忆功能下降、注意功能下降、计划功能下降从而导致白天困倦,工作能力下降,在停止工作时容易出现日间嗜睡现象。

(3)大脑边缘系统及其周围的自主神经功能紊乱:心血管系统表现为胸闷、心悸、血压不稳定,周围血管收缩扩展障碍;消化系统表现为便秘或腹泻、胃部闷胀;运动系统表现为颈肩部肌肉紧张、头痛和腰痛。情绪控制能力减低,容易生气或者不开心;男性容易出现阳痿,女性常出现性功能减低等表现。

（4）其他系统症状：容易出现短期内体重减低、免疫功能减低和内分泌功能紊乱。

四、预防与治疗

1. 预防

（1）睡前将白天的事情与衣服一起脱下。心理学家的建议：努力活在今天，不要让头脑塞满过去痛苦的回忆或者未来悬而未决的问题。清理自己的愤怒、委屈和妒忌这些负面情绪。因此，晚上头脑中不要想复仇计划，最好想些愉快的事。

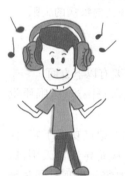

（2）莫扎特的音乐和电风扇的噪声——最好的治疗失眠的方法。与其他古典音乐比起来，莫扎特的音乐最具有治疗失眠的功效。它可以使血压和脉搏正常，降低神经紧张。不过如果你不是他的音乐爱好者，睡前也可以听其他舒缓的器乐曲，最好乐曲里有波浪拍打岸边的声音、海鸥的叫声。如果这些都不起作用，那就打开电风扇，单调的嗡嗡声会使你昏昏欲睡。

（3）遛狗。①与四条腿的朋友交流会大大降低神经紧张，②无论你愿不愿意，晚上你得领着它去散步。睡前半小时的散步会很好地缓和神经系统。

（4）晚上7点后不要再吃正餐。这不仅对睡眠有益，对身材保持也同样有好处。因此，如果晚饭没有吃饱，喝点酸奶或者吃些水果吧。

（5）泡个香精油澡或者海盐澡。水温不要超过37℃，泡10～15分钟即可，然后马上进入被窝。

（6）练太极拳。可以调整神经功能活动，使高度紧张的精神状态得到恢复，阴阳达到平衡。因此，通过练拳养神，能够治疗神经衰弱、健忘失眠和神志不宁等症。

（7）按时睡觉。如果能做到这一点，失眠的问题就不会存在，因为身体已经"知道"该睡觉了。

（8）看无聊的书或者电视节目——很好的催眠方法。睡前将大脑快速填满（类似一晚上记住很多外语语法）。一个有趣的事实：当我们觉得不感兴趣和无聊时，血压会降低，精神萎靡，非常想睡觉。相反，当我们专心致志时，我们感觉不到疲劳。因此，专家建议失眠者不要晚上工作或者看有趣的节目。

（9）睡前吃些鱼子酱或感受一下寒冷。可以用芥末就着鱼子酱吃，这种方法帮助很多人很快入睡。也可以试另外一种方法，虽然有些残忍，但很有效：离开被窝，冻一段时间，忍耐一下，哪怕已经打哆嗦了，然后盖上被，这种感觉如同冷天在你被窝里放个热水袋一样惬意。

（10）睡前喝杯温牛奶或温蜂蜜水。大多数人喝过后会像小孩一样甜甜睡去。同时失眠者在药补不如食补的今天，如果采用得当的食疗方法，除不良反应外，且有一定的催眠功效。

2. 治疗

（1）总体目标。尽可能明确病因，达到以下目的：①改善睡眠质量和（或）增加有效睡眠时间；②恢复社会功能，提高患者的生活质量；③减少或消除与失眠相关的躯体疾病或与躯体疾病共病的风险；④避免药物干预带来的负面效应。

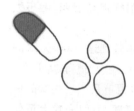

（2）干预方式。失眠的干预措施主要包括药物治疗和非药物治疗。对于急性失眠患者宜早期应用药物治疗；对于亚急性或慢性失眠患者，无论是原发还是继发，在应用药物治疗的同时应当辅助以心理行为治疗，即使是那些已经长期服用镇静催眠药物的失眠患者亦是如此。针对失眠的有效心理行为治疗方法主要是认知行为治疗（CBT-I）。目前，国内从事心理行为治疗的专业资源相对匮乏，具有这方面专业资质认证的人员不多，单纯采用 CBT-I 也会面临依从性问题，所以药物干预仍然占据失眠治疗的主导地位。除心理行为治疗之外的其他非药物治疗，如饮食疗法、芳香疗法、按摩、顺势疗法、光照疗法等，均缺乏令人信服的大样本对照研究。

（3）药物治疗。尽管具有催眠作用的药物种类繁多，但其中大多数药物的主要用途并不是治疗失眠。抗组胺药物（如苯海拉明）、褪黑素以及缬草提取物虽然具有催眠作用，但是现有的临床研究证据有限，不宜作为失眠常规用药。一般的治疗推荐非苯二氮䓬类药物，如艾司佐匹克隆、唑吡坦等；治疗失眠的苯二氮䓬类药物复杂而且繁多，包括艾司唑仑、三唑仑、阿普唑仑、地西泮、咪哒唑仑等。但是由于这类药物有依赖的可能性，所以，一般不主张长期服用。现在推荐如雷美尔通、阿戈美拉汀和各种抗抑郁药物作为治疗失眠的首选药，所以建议在治疗失眠时必须到专科医师处就诊，根据医师开出的处方服药。

（4）物理治疗。重复经颅磁刺激是目前一种新型的失眠治疗非药物方案，这是一种在人头颅特定部位给予重复磁刺激的新技术。重复经颅磁刺激能影响刺激局部和功能相关的远隔皮质功能，实现皮质功能区域性重建，且对脑内神经递质及其传递、不同脑区内多种受体包括 5-羟色胺等受体及调节神经元兴奋性的基因表达有明显影响。可以和药物联合治疗迅速阻断失眠的发生，特别适用于妇女哺乳期间的失眠治疗，特别是产后抑郁所导致的失眠。

五、护理小贴士

心理行为治疗失眠的本质是改变患者的信念系统，发挥其自我效能，进而改善失眠症状。要完成这一目标，常常需要专业医师的参与。心理行为治疗对于成人原发性失眠和继发性失眠具有良好效果,通常包括睡眠卫生教育、刺激控制疗法、睡眠限制疗法、认知疗法和松弛疗法。这些方法或独立或组合用于成人原发性或继发性失眠的治疗。

(1)睡眠卫生教育。大部分失眠患者存在不良睡眠习惯,破坏正常的睡眠模式,形成对睡眠的错误概念,从而导致失眠。睡眠卫生教育主要是帮助失眠患者认识不良睡眠习惯在失眠的发生与发展中的重要作用,分析寻找形成不良睡眠习惯的原因,建立良好的睡眠习惯。一般来讲,睡眠卫生教育需要与其他心理行为治疗方法同时进行,不推荐将睡眠卫生教育作为孤立的干预方式应用。睡眠卫生教育的内容如下。

① 睡前数小时(一般下午 4 点以后)避免使用兴奋性物质(咖啡、浓茶或吸烟等)。

② 睡前不要饮酒,酒精可干扰睡眠。

③ 规律的体育锻炼,但睡前应避免剧烈运动。

④ 睡前不要大吃大喝或进食不易消化的食物。

⑤ 睡前至少 1 小时内不做容易引起兴奋的脑力劳动或观看容易引起兴奋的书籍和影视节目。

⑥ 卧室环境应安静、舒适,光线及温度适宜。

⑦ 保持规律的作息时间。

⑧ 卧床后不宜在床上阅读、看电视、进食等。

⑨ 睡前有条件洗脚或洗澡。

（2）松弛疗法。应激、紧张和焦虑是诱发失眠的常见因素。放松治疗可以缓解上述因素带来的不良效应，因此是治疗失眠最常用的非药物疗法，其目的是降低卧床时的警觉性及减少夜间觉醒。减少觉醒和促进夜间睡眠的技巧训练包括渐进性肌肉放松、指导性想象和腹式呼吸训练。患者计划进行松弛训练后应坚持每天练习2～3次，环境要求整洁、安静，初期应在专业人员指导下进行。松弛疗法可作为独立的干预措施用于失眠治疗。

（3）刺激控制疗法。刺激控制疗法是一套改善睡眠环境与睡眠倾向（睡意）之间相互作用的行为干预措施，恢复卧床作为诱导睡眠信号的功能，使患者易于入睡，重建睡眠-觉醒生物节律。刺激控制疗法可作为独立的干预措施应用。具体内容如下。

① 只有在有睡意时才上床；

② 如果卧床 20 分钟不能入睡，应起床离开卧室，可从事一些简单活动，等有睡意时再返回卧室睡觉。

③ 不要在床上做与睡眠无关的活动，如进食、看电视、听收音机及思考复杂问题等。

④ 不管前晚睡眠时间有多长，保持规律的起床时间。

⑤ 日间避免小睡。

（4）睡眠限制疗法。很多失眠患者企图通过增加卧床时间来增加睡眠的机会，但常常事与愿违，反而使睡眠质量进一步下降。睡眠限制疗法通过缩短卧床清醒时间，增加入睡的驱动能力以提高睡眠效率。推荐的睡眠限制疗法具体内容如下。

① 减少卧床时间以使其和实际睡眠时间相符，并且只有在1周的睡眠效率超过85%的情况下才可增加15～20分钟的卧床时间。

② 当睡眠效率低于80%时则减少15～20分钟的卧床时间，睡眠效率为80%～85%，则保持卧床时间不变。

③ 避免日间小睡，并且保持起床时间规律。

（5）认知行为疗法：失眠患者常对失眠本身感到恐惧，过分关注失眠的不良后果，常在临近睡眠时感到紧张、担心睡不好，这些负性情绪使睡眠进一步恶化，失眠的加重又反过来影响患者的情绪，两者形成恶性循环。认知疗法的目的就是改变患者对失眠的认知偏差，改变患者对于睡眠问题的非理性信念和态度。认知疗法常与刺激控制疗法和睡眠限制疗法联合使用，组成失眠的 CBT-I。CBT-I 通常是认知疗法与行为疗法（刺激控制疗法、睡眠限制疗法）的综合，同时还可以叠加松弛疗法以及辅以睡眠卫生教育。CBT-I 是失眠心理行为治疗的核心，认知行为疗法的基本内容如下。

① 保持合理的睡眠期望。

② 不要把所有的问题都归咎于失眠。

③ 保持自然入睡,避免过度主观的入睡意图(强行要求自己入睡)。

④ 不要过分关注睡眠。

⑤ 不要因为一晚没睡好就产生挫败感。

⑥ 培养对失眠影响的耐受性。

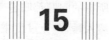

15

急性胰腺炎

一、疾病简介

急性胰腺炎是多种病因导致胰酶在胰腺内被激活后引起胰腺组织自身消化、水肿、出血甚至坏死的炎症反应。临床以急性上腹痛、恶心、呕吐、发热和血胰酶增高等为特点。病变程度轻重不等，轻者以胰腺水肿为主，临床多见，病情常呈自限性，预后良好，又称为轻症急性胰腺炎。少数重者的胰腺出血坏死，常继发感染、腹膜炎和休克等，病死率高，称为重症急性胰腺炎。临床病理常把急性胰腺炎分为水肿型和出血坏死型两种。

二、常见病因

（1）胆道疾病。胆道壶腹部出口阻塞，胆道感染所致壶腹部炎症。奥迪氏括约肌功能障碍，当处于松弛状态，即可引起十二指肠液反流进入胰管。胆道感染性炎症可使细菌及其毒素扩展累及胰腺引起急性胰腺炎。

（2）胆管梗阻。可导致胰液排泄障碍，腔内压力升高，使胰腺泡破裂，胰液溢入间质，引起急性胰腺炎。

（3）酗酒和暴饮暴食。均可引起胰腺分泌过度旺盛，奥迪氏括约肌痉挛，加之剧烈呕吐导致十二指肠内压力骤增，而致十二指肠液反流。

三、常见症状

（1）腹痛。腹痛是本病的主要表现，多数为突然发作，常在饱餐或饮酒后发作。疼痛多剧烈，可呈持续钝痛、钻痛、刀割痛或绞痛，常位于上腹中部，也有偏左或偏右者，如以左侧为显著，进食后可加剧，弯腰或起坐身体向前倾则可减轻。轻者 3～5 天可缓解。年老体弱者有时可无腹痛或极轻微。腹痛若呈束带状向腰背部发射则提示病变已延及全胰。

（2）腹胀。早期为腹腔神经丛受刺激而致反射性腹胀，后期为腹膜后感染刺激所致，与感染严重程度呈正比，可表现为麻痹性肠梗阻。腹水可加重腹胀。

（3）恶心呕吐。起病时有恶心呕吐，有时较频繁，呕吐剧烈者可吐出胆汁。吐后腹痛依旧。

（4）发热。水肿型患者常有中等发热，少数可超过 39℃，一般可持续 3～5 天。

（5）水电解质及酸碱平衡失调。多有轻重不等的水，呕吐频繁者可有代谢性碱中毒。

（6）休克。常见于急性出血坏死型胰腺炎，

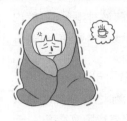

患者可突然出现烦躁不安，皮肤呈大理石状。急性水肿型胰腺炎的体征轻微，绝大多数的患者可有上腹压痛和轻度腹壁紧张。出血坏死型胰腺炎，常出现肠麻痹、明显腹胀、肠鸣音减低等。

四、预防与治疗

1. 预防

（1）胆道疾病引起的急性胰腺炎，预防首先在于避免或消除胆道疾病。

（2）酗酒引起的急性胰腺炎，平素酗酒的人由于慢性酒精中毒和营养不良而致肝、胰等器官受到损害，抗感染的能力下降。在此基础上，可因一次酗酒而致急性小儿急性胰腺炎，所以不要大量饮酒也是预防方法之一。

（3）暴食暴饮引起的急性胰腺炎，可以导致胃肠功能紊乱。

2. 治疗

（1）减少胰腺酶的分泌，可禁食、胃肠减压、全静脉营养。

（2）减少胃酸分泌和胰液分泌，可用制酸药雷咪替丁。

（3）抗生素治疗。根据病情可酌情选用庆大霉素、氨苄青霉素或头孢霉素等。

五、护理小贴士

（1）宜吃清淡有营养，流质的食物。

（2）待腹痛、呕吐基本消失，白细胞淀粉酶减至正常后，可给予不含脂肪的纯碳水化合物流食，如米汤、稀藕粉、杏仁茶、果汁、果冻等含糖类食物。

（3）选用植物性油脂，多采用水煮、清蒸、凉拌、烧、烤、卤、炖等方式烹调。

（4）绝对禁酒，忌食油腻性食物，禁用肉汤、鱼汤、鸡汤、奶类、蛋黄等含脂肪的食物，忌辛辣刺激调味品，如辣椒、花椒粉、咖喱粉等。

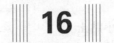

16

急性胃肠炎

一、疾病简介

急性胃肠炎是由多种不同原因,如细菌、病毒感染、毒素、化学品作用等引起的胃肠道急性、弥漫性炎症。大多数由于食入带有细菌或毒素的食物如变质、腐败、受污染的主副食品等引起。多发生在夏秋季节。急性胃肠炎起病急,常在24小时内发病。

二、常见病因

(1) 细菌和毒素的感染。常以沙门氏菌属和嗜盐菌(副溶血弧菌)感染最常见,毒素以金黄色葡萄球菌常见,病毒亦可见到。常有集体发病或家庭多发的情况。如吃了被污染的家禽、家畜的肉;或吃了嗜盐菌生长的鱼、蟹、螺等海产品及吃了被金黄色葡萄球菌污染了的剩菜、剩饭等而诱发本病。

(2) 物理化学因素。进食生冷食物或某些药物如水杨酸盐类、磺胺、某些抗生素等;或误服强酸、强碱及农药等均可引起本病。

三、常见症状

急性胃肠炎引起的轻型腹泻,一般状况良

好,每天大便在 10 次以下,为黄色或黄绿色,少量黏液或白色皂块,粪质不多,有时大便呈"蛋花汤样"。急性胃肠炎也可以引起较重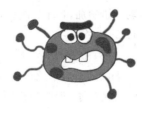

的腹泻,每天大便数次至数十次。大量水样便,少量黏液,恶心呕吐,食欲缺乏,有时呕吐出咖啡样物。如出现低血钾,可有腹胀,有全身中毒症状;如不规则低热或高热,烦躁不安进而精神不振,出现意识障碍,甚至昏迷。

四、预防与治疗

1. 预防

(1)严把食物卫生关是预防此病的关键。搞好饮食、饮水卫生和粪便管理,大力消灭苍蝇,是预防该病的根本措施。冰箱内的食品要生熟分开,进食前要重新烧熟烧透。

(2)饭前便后要洗手,蔬菜瓜果生吃前要消毒。

2. 治疗

(1)一般治疗。尽量卧床休息,病情轻者口服葡萄糖-电解质液以补充体液的丢失。如果持续呕吐或明显脱水,则需静脉补充 5%～10% 葡萄糖盐水及其他相关电解质。鼓励摄入清淡流质或半流质食品,以防止脱水或治疗轻微的脱水。

(2)对症治疗。必要时可注射止吐药、解痉药：如颠茄，1 日 3 次。止泻药：如蒙脱石散，每日 2～3 次。

（3）抗菌治疗。抗生素对本病的治疗作用是有争议的。对于感染性腹泻，可适当选用有针对性的抗生素，但应防止滥用。

五、护理小贴士

（1）注意卫生。保持食物、用具、容器、冰箱等食物保存场所、环境的清洁。

（2）不吃不洁食物。当食物发生腐烂变质时，一定不要食用。饭菜等最好不要隔夜，瓜果蔬菜食用之前一定要清洗干净。

（3）避免刺激。饮食宜清淡，尽量避免进食刺激性的食物，如辣椒、咖啡、浓茶等。同时还要避免药物的刺激，如非甾体抗炎药类药物会严重刺激胃肠黏膜。

（4）加强锻炼，注意保暖：夏秋季节天气变化严重，一定要适时增减衣物，尤其是进入秋季以后，一定要注意保暖，休息时盖好被子。加强体育锻炼，提高身体的免疫力。

17

电击

一、疾病简介

电击，是电流通过人体或动物躯体而产生的化学效应、机械效应、热效应及生理效应而导致的伤害。当一定电流或电能量（静电）通过人体引起损伤、功能障碍甚至死亡，称为电击伤，俗称触电。雷击也是一种电击伤。轻度电击者可出现短暂的面色苍白、呆滞、对周围失去反应。自觉精神紧张，四肢软弱，全身无力。昏倒者多由于极度惊恐所致。严重者可出现昏迷、心室纤颤、瞳孔扩大、呼吸心跳停止而死亡。

二、常见病因

电击可以由闪电，触及家用电线或意外事故中折断的电线，接触某些带电体等引起闪击所致。严重程度从轻度烧伤直至死亡，取决于电流的种类和强度、触电部位的电

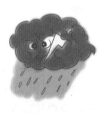

阻、电流通过人体的路径以及触电持续时间长短。

三、常见症状

症状取决于各种因素相互复杂作用的结果。

电击可能使人突然受惊而摔倒或引起肌肉强有力收缩。这两种情况都可能引起关节脱位、骨折和钝挫伤。患者也可能丧失意识、呼吸麻痹、心跳停止。皮肤电灼伤明显,也可波及深部组织。

四、预防与治疗

1. 预防

（1）最重要的是普及用电知识和重视安全用电教育。保证所有电器用品正确设计、安装、维护,有助于防止家庭或工作场所的触电事故。凡有可能接触身体的电器,都应有可靠的接地并有断路保护装置线路。能在大地漏电电流小于5 mA 时断开线路的断路器是很有效的安全装置,并已广泛使用。

（2）预防雷击要根据现场情况采取适当的措施。如雷电时,不要在露天场地、棒球场、高尔夫球场站立,寻找避雨场所,但不要在容易吸引闪电的大树下或金属顶棚下停留,应离开水潭、池塘或湖泊。

2. 治疗

伤员脱离电源最安全的方法是立刻切断电源,如拉下开关或拔掉电器设备的电源插头。如果是高电压线路,任何人在电流未切断之前都不能触及伤员。

一旦可以安全接触伤员,营救人员应立即查明他是否有呼吸和脉搏,如果伤员没有呼吸也摸不到脉搏,应立即使用心肺复苏装置。医护人员应检查伤员是否有骨折、关节脱位、挫伤和脊椎损伤。

雷击的伤员用心肺复苏装置可能复苏。重要的是要迅速,对即使出现死亡征兆的伤员也不应放弃复苏措施,因为这类伤员经刺激呼吸后往往能恢复过来。

五、护理小贴士

电击的急救方法是什么?

(1)处理电击伤时,应注意有无其他损伤。如触电后弹离电源或自高空跌下,常并发颅脑外伤、血气胸、内脏破裂、四肢和骨盆骨折等。

(2)现场抢救中,不要随意移动伤员,若确需移动时,抢救中断时间不应超过 30 秒。移动伤员或将其送医院,除应使伤员平躺在担架上并在背部垫以平硬阔木板外,应继续抢救,心跳呼吸停止者要继续人工呼吸和胸外心脏按压,在医院医务人员未接替前救治不能中止。

(3)对电灼伤的伤口或创面不要用油膏或不干净的敷料包敷,而用干净的敷料包扎,或送医院后待医师处理。

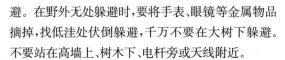

(4)碰到闪电打雷时,要迅速到就近的建筑物内躲避。在野外无处躲避时,要将手表、眼镜等金属物品摘掉,找低洼处伏倒躲避,千万不要在大树下躲避。不要站在高墙上、树木下、电杆旁或天线附近。

18

破伤风

一、疾病简介

破伤风是破伤风梭菌经由皮肤或黏膜伤口侵入人体,在缺氧环境下生长繁殖,产生毒素而引起肌痉挛的一种特异性感染。本病以牙关紧闭、阵发性痉挛、强直性痉挛的为临床特征,主要波及的肌群包括咬肌、背棘肌、腹肌、四肢肌等。潜伏期通常为 7～8 天,可短至 24 小时或长达数月、数年。约 90% 的患者在受伤后 2 周内发病。人群普遍易感,在户外活动多的温暖季节,受伤患病者更为常见。患病后无持久免疫力,故可再次感染。

二、常见病因

破伤风是常和创伤相关联的一种特异性感染。各种类型和大小的创伤都可能受到污染,特别是开放性骨折、含铁锈的伤口、伤口小而深的刺伤、盲管外伤、火器伤,更易受到破伤风细菌的污染。小儿患者以手脚刺伤多见。若以泥土、香灰、柴灰等土法敷伤口,更易致病。还可能发生于不洁条件下分娩的产妇和新生儿、非正规的人工流产术后。中耳炎、压疮、拔牙及宫内放环等均有引起本病的可能。因吸毒人员使用不洁注射器静脉注射毒品而患破伤风者亦呈增多趋势。

三、常见症状

（1）起病较缓者，发病前可有全身乏力、头晕、头痛、咀嚼无力、局部肌肉发紧、扯痛、反射亢进等症状。

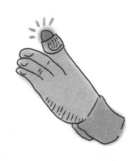

（2）运动神经系统脱抑制的表现，包括肌强直和肌痉挛。通常最先受影响的肌群是咀嚼肌，随后顺序为面部表情肌、颈、背、腹、四肢肌，最后为膈肌。肌强直的征象为张口困难和牙关紧闭，腹肌坚如板状，颈部强直、头后仰，当背、腹肌同时收缩，因背部肌群较为有力，躯干因而扭曲成弓。阵发性肌痉挛是在肌强直基础上发生的，且在痉挛间期肌强直持续存在。相应的征象为蹙眉、口角下缩、咧嘴"苦笑"；喉头阻塞、吞咽困难、呛咳；通气困难、发绀、呼吸骤停；尿潴留。强烈的肌痉挛，可使肌断裂，甚至发生骨折。患者死亡原因多为窒息、心力衰竭或肺部并发症。

上述发作可因轻微的刺激，如光、声、接触、饮水等而诱发，也可自发。轻型者每日肌痉挛发作不超过 3 次；重型者发作频发，可数分钟发作一次，甚至呈持续状态。每次发作时间由数秒至数分钟不等。

病程一般为 3～4 周,如积极治疗、不发生特殊并发症者,发作的程度可逐步减轻,缓解期平均约 1 周。但肌紧张与反射亢进可继续一段时间;恢复期还可出现一些精神症状,如幻觉、言语、行动错乱等,但多能自行恢复。

四、预防与治疗

1. 预防

(1)注射破伤风类毒素作为抗原,使机体产生抗体-抗毒素达到免疫的目的,是目前最有效、最可靠、最经济的预防方法。

(2)注射破伤风抗毒血清适用于未接受或未完成全程主动免疫注射,而伤口污染、清创不当以及严重的开放性损伤患者。

2. 治疗

(1)伤口处理。伤口内的一切坏死组织、异物等均须清除,应在抗毒素治疗后,在良好麻醉、控制痉挛下进行伤口处理,彻底清创、充分引流,局部可用 3% 过氧化氢溶液冲洗,清创后伤口不必缝合包扎。

(2)抗毒素的应用。目的是中和游离的毒素,所以只在早期有效,毒素已与神经组织结合,则难收效。但由于抗毒素有高达 5%～30% 的过敏率,故用药前须做皮内过敏试验。破伤风人体免疫球蛋白在早期应用有效,一般只用一次。

(3)控制痉挛。患者入院后,应住隔离病室,避免光、声等刺激;避免骚扰患者,减少痉挛发作。

据情可交替使用镇静、解痉药物，以减少患者的痉挛和痛苦。痉挛发作频繁不易控制者，可用硫喷妥钠缓慢静注，但要警惕发生喉头痉挛和呼吸抑制，用于已做气管切开者比较安全。但新生儿破伤风要慎用镇静解痉药物，可酌情用洛贝林、尼可刹米等。

（4）注意防治并发症。

（5）营养支持。由于患者不断阵发痉挛，出大汗等，故每日消耗热量和水分丢失较多。因此要十分注意营养(高热量、高蛋白、高维生素)补充和水与电解质平衡的调整。必要时可采用中心静脉肠外营养。

（6）抗生素治疗。抗生素可选用青霉素肌内注射，或大剂量静脉滴注，可抑制破伤风梭菌。也可给甲硝唑，分次口服或静脉滴注，持续 7～10 天。如伤口有混合感染，则相应选用抗菌药物。

五、护理小贴士

如何正确处理伤口？

（1）对于一般小的伤口，可先用自来水或井水把伤口外面的泥、灰冲洗干净。有条件

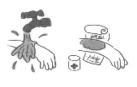

的，可在伤口涂上碘酒等消毒药水，然后在伤口上盖一块干净的布，轻轻包扎后再到医院进一步治疗。

（2）对于一些大的伤口，可先用干净的布压

住伤口,然后迅速去医院治疗。

（3）破伤风梭菌多生长在泥土及铁锈中,所以在伤口较深沾染泥土或被铁锈类铁器扎伤时均应注射破伤风抗毒素。

（4）如果只是蹭破表皮,伤口不深,只要做好适当的清创,不必注射破伤风抗毒素。或用些消毒药水如红汞外擦一下就可以了。

（5）如果创面已干燥,没有渗出液,可不必再擦拭。

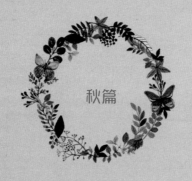

秋篇

秋凉晚步

秋气堪悲未必然

轻寒正是可人天

绿池落尽红蕖却

荷叶犹开最小钱

——杨万里

19

沙眼

一、疾病简介

沙眼是一种感染性的病，它是由于微生物沙眼衣原体所引起的一种慢性的角膜炎，它在结膜上面能够造成的造型是比较不平粗糙的一种沙粒感觉，所以叫做沙眼。本病病变过程早期结膜有浸润，如乳头、滤泡增生，同时发生角膜血管翳；晚期由于受累的睑结膜发生瘢痕，以致眼睑内翻畸形，加重角膜的损害，可严重影响视力甚至造成失明。潜伏期 5～14 天，双眼患病，多发生于儿童或少年期。

二、常见病因

本病由沙眼衣原体感染引起的一种慢性传染性疾病。主要通过接触来感染的。沙眼在我们的日常生活中是一种比较常见的疾病，也是很多人会发生的一种状况。毛巾、手帕、脸盆和一些公用的物品若被沙眼衣原体污染了的话，它都是可以间接地来进行传播。

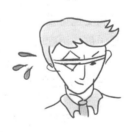

三、常见症状

通常来说沙眼可分为急性沙眼和慢性沙眼两种。

（1）急性沙眼。好发于青少年儿童，属于早起沙眼的一种，通常有不同程度的流泪、上下眼睑结膜和内外眼角以及眼睑与眼球的交界处表现为眼睑红肿，结膜高度充血，分泌物增多同时伴有有大小不等的浑浊滤泡。少数人群还会出现眼睑睑结膜粗糙不平，并伴有弥漫性角膜上皮炎及耳前淋巴结肿大，如不及时治疗将会转为慢性沙眼。

（2）慢性沙眼。通常由反复感染，病症拖延数十年未及时就医所致，又称之为晚期沙眼。晚期沙眼人群通常会出现流泪、疼痛、畏光，视力减退等症状。易导致睫毛向内倒长形成倒睫，睫毛持续摩擦眼球，长期得不到治疗严重影响视力，此类沙眼病变常见于上穹隆及睑板上缘结膜，同样病变也可发生于下眼睑结膜及下穹隆结膜，如延误最佳治疗时期严重者或可侵及半月皱襞，引起角膜受累出现其他并发症时，则出现视力快速减退，需引起高度重视。

四、预防与治疗

1. 预防

（1）培养良好习惯。首先对于沙眼，疾病的出现和不健康的生活习惯有直接的关系。比如，说经常用脏的手揉眼睛。此外，毛巾、手帕不干净也会造成疾病。为此，这就需要勤洗手，这样才会建立良好的生活习惯。

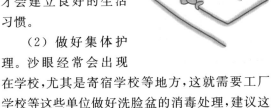

（2）做好集体护理。沙眼经常会出现在学校，尤其是寄宿学校等地方，这就需要工厂学校等这些单位做好洗脸盆的消毒处理，建议这些人使用流水清洁卫生。

（3）注意公共卫生。沙眼疾病的形成和公共卫生不注意有直接的关系，其实在日常生活中为了能够更好地做好沙眼疾病的处理，降低自己的痛苦，这就需要我们了解和认识到疾病处理的方式。此外，也需要沙眼疾病的患者注意在公共环境应注意卫生。

2. 治疗

（1）药物治疗。沙眼衣原体对四环素族、大环内酯类及氟喹诺类抗菌药物敏感。局部可滴用0.1％利福平或沙星类滴眼液，晚上用四环素软膏或红霉素软膏。急性期或严重的沙眼应全身应用抗生素治疗，可口服多西环素或红霉素。

（2）手术治疗。用于眼部并发症，如严重的内翻倒睫、性病性淋巴肉芽肿引起的化脓性淋巴结炎、象皮肿等。

五、护理小贴士

（1）为了防止沙眼的发生，我们平时也要注意合理用眼,不要让眼睛过于疲劳,注意合理的放松,这样可以有效地缓解眼睛的压力,对于预防沙眼也很大的帮助。

（2）沙眼的发生与日常饮食习惯也是有很大关系,经常吃辛辣刺激性食物的人,患上这种疾病的概率是非常大的。因此,大家平时要注意清淡饮食。

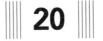

20

畏光

一、疾病简介

畏光是指对光线异常敏感,大多数患者畏光提示眼睛的敏感性增加并没有潜在的病理改变。畏光可因佩戴隐形眼镜时间过长或是使用屈光度不适合的眼镜引起,也可因系统性疾病引起,如眼部疾病或创伤,或是使用特定的药物。

二、常见病因

1. 瞳孔由于各种原因散大

遇光线后不能自由调节,使过多光线射入眼内发生畏光,可见于以下情况。

(1)结膜及虹膜睫状体急性炎症。炎症使瞳孔发生粘连而不能自由调节,经常与眼痛相伴发生,这是三叉神经受刺激的反射作用所致。

(2)青光眼。持续性高眼压状态,使瞳孔括约肌麻痹,瞳孔中度散大,对光反应迟钝或消失。

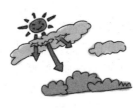

(3)散瞳后。药物作用使瞳孔散大,不能自由调节。

2. 遗传疾病如白化病等

白化病是一种遗传性疾病。包括眼皮肤白化病和眼白化病。

（1）眼皮肤白化病眼部表现为畏光、视力差、眼震、虹膜薄、色灰蓝、瞳孔透红光，眼底呈不同程度晚霞样改变。全身表现为毛发从白到淡黄色不等，皮肤白、淡红、奶油色，对日光过敏。主要是因为缺乏酪氨酸酶，导致黑色素生成障碍。

（2）眼白化病的眼部表现同上，女性携带者可有虹膜或眼底的部分色素性改变。全身表现为毛发、皮肤色素正常。

3. 正常人在光适应时，也会出现畏光

从黑暗到光亮处，在光亮处视觉感觉性逐渐降低的过程，叫做光适应。人眼在黑暗环境中瞳孔处于散大状态，突然到达光亮处后，短时间内瞳孔不能迅速回缩，强光刺激视网膜，可出现畏光现象。但光适应的进程很快，大约1分钟就能基本上完成。

三、常见症状

（1）炎症性畏光。因细菌、病毒或真菌等病原体引起角膜、虹膜与睫状体的炎症，均有明显的畏光症状。角膜炎时除畏光外还有疼痛、流泪、睫状充血、角膜混浊或溃疡形成等。虹膜睫状体炎时除畏光外，还有疼痛、流泪、房水混浊、角膜后沉着物、虹膜后粘连和晶状体前囊色素沉着等。

（2）眼外伤。主要是角膜、虹膜睫状体的外伤。角膜上皮擦伤、破裂伤、异物伤、热灼伤、电光性眼炎和刺激性毒气伤，除有明显畏光外，尚有角膜损害表现；外伤性虹膜睫状体炎、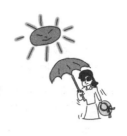外伤性无虹膜、外伤性瞳孔散大等除明显畏光外，还有虹膜睫状体损害表现。

（3）瞳孔散大。包括药物性、外伤性和青光眼性瞳孔散大。除有畏光外，还有视力减退，调节减弱或麻痹，青光眼者还表现为剧烈头痛、眼痛、流泪、视力障碍以及恶心、呕吐等症状。

四、预防与治疗

1. 预防

此类疾病造成的眼睛畏光因目前医学上没有可以根治的方法，所以只能采取消极的治疗方式。如：外出时佩带墨镜或帽子等遮阳的东西，室内的光线不宜过强等。这些疾病所造成的眼睛畏光经开刀或药物治疗后，皆可获得相当程度的缓解及改善。

2. 治疗

（1）积极治疗原发病。

（2）光适应引起的畏光现象，不必紧张，很快就能恢复。

（3）遗传性疾病无特殊治疗。

五、护理小贴士

1. 饮食

宜保吃护视力、富含维生素 A、抗菌消炎的食物如：圆白菜、番茄、柠檬等。忌吃减弱视力的食物如莴苣，忌吃辛辣刺激油腻的食物。

2. 生活

（1）调节室内光线，适当拉低窗帘，使光线不至于过强。

（2）青光眼患者出现畏光时，不能在暗室环境中停留过久，以免瞳孔过大，房水流通过畅引起眼压升高。

（3）眼里有异物应及时去除病因，且不可用手揉眼。

（4）对症治疗各种急性炎症，减少用眼时间，多闭目休息。

（5）外出活动时佩戴墨镜。

21

膝关节炎

一、疾病简介

膝关节炎是一种以退行性病理改变为基础的疾患。多患于中老年人群,其症状多表现为膝盖红肿痛、上下楼梯痛、坐起立行时膝部酸痛不适等。也有患者会表现肿胀、弹响、积液等,如不及时治疗,则会引起关节畸形甚至残废。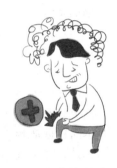在膝关节部位还常患有膝关节滑膜炎、韧带损伤、半月板损伤、膝关节游离体、腘窝囊肿、髌骨软化、鹅足滑囊炎、膝内/外翻等关节疾病。

秋
篇

二、常见病因

(1) 年龄因素。膝关节在人体中负重大,随年龄增大膝关节囊萎缩、变性和纤维化,关节变得僵硬而不灵活,滑液分泌异常,引起软骨细胞营养不足,软骨内水分的含量下降,软骨的主要成分黏多糖也减少,关节软骨缺乏弹性,则容易受到磨损而破碎。为了适应膝关节承受力的需要,关节软骨边缘有骨质增生,即老年人的骨性关节炎的发生。

（2）内分泌因素。内分泌疾病患者，膝关节长期受到轻微的不容易注意的外伤，过度的不适当运动等，皆易造成膝关节载荷、传导的紊乱，引起膝关节软骨退行性变，继发膝关节骨性关节炎。

（3）肥胖因素。本病与体重超负荷相关，更年期妇女体重增加可促使骨性关节炎的发生。

（4）创伤。膝关节内骨折、脱位、半月板或韧带损伤皆可造成膝关节的不稳定，是继发性膝关节骨性关节炎的原因。

（5）炎症。膝关节化脓性关节炎及结核、类风湿关节炎等，即使炎症消退，关节软骨面也受到不同程度的损害，如关节仍保持相当的活动度，多继发骨性关节炎。

（6）关节异常。膝关节内翻与外翻畸形、大骨节病、多发性骨骺发育不良等皆能继发本病。

三、常见症状

（1）发病缓慢，多见于中老年肥胖女性，往往有劳累史。

（2）膝关节活动时疼痛加重，其特点是初起疼痛为阵发性，后为持续性，劳累及夜间更甚，上下楼梯疼痛明显。

（3）膝关节活动受限，甚则跛行。极少数患者可出现交锁现象或膝关节积液。

（4）关节活动时可有弹响、摩擦音，部分患者关节肿胀，日久可见关节畸形。

（5）膝关节痛是本病患者就医常见的主诉。其早期症状为上下楼梯时疼痛，尤其是下楼时为甚，呈单侧或 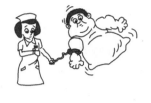 双侧交替出现，出现关节肿大，多因骨性肥大造成，也可因关节腔积液所致。出现滑膜肥厚的很少见，严重者出现膝内翻畸形。

四、预防与治疗

1. 预防

（1）控制体重，肥胖不仅诱发其他全身性疾病，同时使身体关节受累，加速关节间软组织的磨损引发骨关节炎。

（2）适当参加体育锻炼，强肌健骨，但要避免运动过量引起关节的损伤。

（3）要注意适度锻炼和合理饮食平时还要注意防止外伤，不要长时间低头和弯腰。

（4）防止过度疲劳，避免让关节经受长期压力；改变过量饮酒等生活习惯。

2. 治疗

膝关节炎在膝关节活动时疼痛就会加重，且早期为阵发性后转变为持续性，尤其是夜间疼痛加剧。这也就造成膝关节活动受限出现跛行的症状，若不持续治疗，关节就会出现畸形。

（1）保守治疗。包括药物、推拿、热疗等。药物多以止痛药为主，可以很有效地缓解疼痛，但是这些药物对胃肠道有很大的不良反应。推拿之类的方法，也只是缓解疼痛。

（2）手术治疗。关节炎反复发病，且关节已出现畸形，这就必须采取手术治疗。但若还没到那个地步，不必选择手术疗法。因为手术治疗创伤大，并发症多并不是患者的最佳选择。

（3）微创疗法。能迅速减轻和缓解疼痛症状、延缓关节破坏和恢复关节活动度，阻止软骨和骨破坏，防止畸形和残废。相对于前两种方法效果比较好。

五、护理小贴士

（1）秋冬季节寒冷潮湿，要注意保暖，特别要在关键部位包上护膝或棉布，不要让患处接触凉风。

（2）少爬很陡的楼梯，少走上下坡路。

（3）对不良姿势，如扁平足、膝内外翻、驼背和脊柱侧弯等，应尽量纠正。

（4）摄取天然锯峰齿鲛软骨粉，促进关节软骨再生。

工人健康锦囊

22

肩周炎

一、疾病简介

肩周炎又称肩关节周围炎,俗称凝肩、五十肩。以肩部逐渐产生疼痛,夜间为甚,逐渐加重,肩关节活动功能受限而且日益加重,达到某种程度后逐渐缓解,直至最后完全复原为主要表现的肩关节囊及其周围

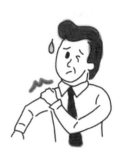

韧带、肌腱和滑囊的慢性特异性炎症。肩周炎是以肩关节疼痛和活动不便为主要症状的常见病症。本病的好发年龄在 50 岁左右,女性发病率略高于男性,多见于体力劳动者。如得不到有效的治疗,有可能严重影响肩关节的功能活动。肩关节可有广泛压痛,并向颈部及肘部放射,还可出现不同程度的三角肌的萎缩。

二、常见病因

1. 肩部原因

(1) 本病大多发生在 40 岁以上中老年人,软组织退行病变,对各种外力的承受能力减弱。

(2) 长期过度活动,姿势不良等所产生的慢

性致伤力。

（3）上肢外伤后肩部固定过久,肩周组织继发萎缩、粘连。

（4）肩部急性挫伤、牵拉伤后因治疗不当等。

2. 肩外因素

颈椎病,心、肺、胆道疾病发生的肩部牵涉痛,因基础病长期不愈使肩部肌肉持续性痉挛、缺血而形成炎性病灶,转变为真正的肩周炎。

三、常见症状

1. 肩部疼痛

起初肩部呈阵发性疼痛,多数为慢性发作,以后疼痛逐渐加剧或钝痛,或刀割样痛,且呈持续性,气候变化或劳累后常使疼痛加重,疼痛可向颈项及上肢(特别是肘部)扩散,当肩部偶然受到碰撞或牵拉时,常可引起撕裂样剧痛,肩痛昼轻夜重为本病一大特点,若因受寒而致痛者,则对气候变化特别敏感。

2. 肩关节活动受限

肩关节向各方向活动均可受限,以外展、上举、内旋外旋更为明显,随着病情进展,由于长期废用引起关节囊及肩周软组织的粘连,肌力逐渐下降,加上喙肱韧带固定于缩短的内旋位等因素,使肩关节各方向的主动和被动活动均受限,特别是梳头、穿衣、洗脸、叉腰等动作均难以完成,严重者肘关节功能也可受影响,屈肘时手不能摸到同侧肩部,尤其是在手臂后伸时不能完成屈肘动作。

3. 怕冷

患者肩怕冷,不少患者
终年用棉垫包肩,即使在暑
天,肩部也不敢吹风。

4. 压痛

多数患者在肩关节周围
可触到明显的压痛点,压痛
点多在肱二头肌长头肌腱沟

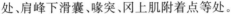

处、肩峰下滑囊、喙突、冈上肌附着点等处。

5. 肌肉痉挛与萎缩

三角肌、冈上肌等肩周围肌肉早期可出现痉
挛,晚期可发生失用性肌萎缩,出现肩峰突起,上
举不便,后伸不能等典型症状,此时疼痛症状反
而减轻。

四、预防与治疗

1. 预防

(1)注意防寒保暖肩部:受凉是肩周炎的常
见原因,由于寒冷湿气侵袭机体,可引起肌肉组
织和小血管收缩,组织的代谢减慢,从而产生较
多的代谢产物,如乳酸及致痛物质聚集,使肌肉
组织受刺激而发生痉挛,久则引起肌细胞的纤维
样变性,肌肉收缩功能障碍而引发各种症状。因
此,在日常生活中注意防寒保暖,特别是避免肩
部受凉,对于预防肩周炎十分重要。

(2)加强功能锻炼:肩周炎的锻炼非常关

键,要注重关节的运动,可经常打太极拳、太极剑门球,或在家里进行双臂悬吊,使用拉力器、哑铃以及双手摆动等运动但要注意运动量,以免造成肩关节及其周围钦组织的损伤。

（3）纠正不良姿势：经常伏案、双肩经常处于外展工作的人群是肩周炎的高发人群。因此,这类人群应注意调整姿势,避免长期的不良姿势造成慢性劳损和积累性损伤。

（4）注意相关疾病：有些肩周炎是由其他疾病引发的,如糖尿病、颈椎病、肩部和上肢损伤、胸部外科手术以及神经系统疾病,患有上述疾病的人要密切观察是否产生肩部疼痛症状,消关节活动范围是否减小,并应开展肩关节的主动运动和被动运动,以保持肩关节的活动度。

2. 治疗

目前,肩周炎主要是保守治疗。口服消炎镇痛药,物理治疗,痛点局部封闭,按摩推拿、自我按摩等综合疗法。同时进行关节功能练习,包括主动与被动外展、旋转、伸屈及环转运动。当肩痛明显减轻而关节仍然僵硬时,可在全麻下手法松解,以恢复关节活动范围。

五、护理小贴士

（1）营养补充充分。营养不良可导致体质虚弱,而体质虚弱又常导致肩周炎。如果营养补充得比较充分,加上适当锻炼,肩周炎常可不药而愈。

（2）注意保暖防寒。受凉常是肩周炎的诱发因素，因此，为了预防肩周炎，中老年人应重视保暖防寒，勿使肩部受凉。一旦着凉也要及时治疗，切忌拖延不治。

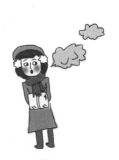

（3）加强肌肉锻炼。加强肩关节肌肉的锻炼可以预防和延缓肩周炎的发生和发展。据调查，肩关节肌肉发达，力量大的人群中，肩周炎发作的概率下降了很多。所以，肩关节周围韧带，肌肉的锻炼强大，对于肩周炎的治疗恢复有着重要的意义。如果不坚持锻炼，不坚持做康复治疗，则肩关节的功能难以恢复正常。

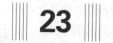

23

颈椎病

一、疾病简介

颈椎病又称颈椎综合征,是颈椎骨关节炎、增生性颈椎炎、颈神经根综合征、颈椎间盘脱出症的总称,是一种以退行性病理改变为基础的疾患。主要由于颈椎长期劳损、骨质增生,或椎间盘脱出、韧带增厚,致使颈椎脊髓、神经根或椎动脉受压,出现一系列功能障碍的临床综合征。表现为椎节失稳、松动;髓核突出或脱出;骨刺形成;韧带肥厚和继发的椎管狭窄等,刺激或压迫了邻近的神经根、脊髓、椎动脉及颈部交感神经等组织,引起一系列症状和体征。

二、常见病因

1. 颈椎的退行性变

颈椎退行性改变是颈椎病发病的主要原因,其中椎间盘的退变尤为重要,是颈椎诸结构退变的首发因素,并由此演变出一系列颈椎病的病理解剖及病理生理改变。①椎间盘变性;②韧带-椎间盘间隙的出现与血肿形成;③椎体边缘骨刺形成;④颈椎其他部位的退变;⑤椎管矢状径及容积减小。

2. 发育性颈椎椎管狭窄

近年来,已明确颈椎管内径,尤其是矢状径,不仅对颈椎病的发生与发展，而且与颈椎病的诊断、治疗、手术方法选择以及预后判定均有着十分密切的关系。有些人颈椎退变严重，骨赘增生明显，但并不发病，其主要原因是颈椎管矢状径较宽，椎管内有较大的代偿间隙。而有些患者颈椎退变并不十分严重，但症状出现早而且比较严重。

3. 慢性劳损

慢性劳损是指超过正常生理活动范围最大限度或局部所能耐受时值的各种超限活动。因其有别于明显的外伤或生活、工作中的意外，因此易被忽视，但其对颈椎病的发生、发展、治疗及预后等都有着直接关系，此种劳损的产生与起因主要来自以下三种情况。

（1）不良的睡眠体位。不良的睡眠体位因其持续时间长及在大脑处于休息状态下不能及时调整，则必然造成椎旁肌肉、韧带及关节的平衡失调。

（2）不当的工作姿势。大量统计材料表明某些工作量不大，强度不高，但处于坐位，尤其是低头工作者的颈椎病发病率特高，包括家务劳动者、刺绣女工、办公室人员、打字抄写者、仪表流水线上的装配工等。

（3）不适当的体育锻炼。正常的体育锻炼有助于健康，但超过颈部耐量的活动或运动，如以头颈部为负重支撑点的人体倒立或翻筋斗等,均可加重颈椎的负荷,尤其是在缺乏正确指导的情况下。

4. 颈椎的先天性畸形

在对正常人颈椎进行健康检查或做对比研究性摄片时,常发现颈椎段可见各种异常,其中骨骼明显畸形约占 5%。

三、常见症状

颈椎病的临床症状较为复杂。主要有颈背疼痛、上肢无力、手指发麻、下肢乏力、行走困难、头晕、恶心、呕吐,甚至视物模糊、心动过速及吞咽困难等。颈椎病的临床症状与病变部位、组织受累程度及个体差异有一定关系。

四、预防与治疗

1. 预防

(1)加强颈肩部肌肉的锻炼。在工间或工余时,做头及双上肢的前屈、后伸及旋转运动,既可缓解疲劳,又能使肌肉发达,韧度增强,从而有利于颈段脊柱的稳定性,增强颈肩顺应颈部突然变化的能力。

(2)注意颈肩部保暖,避免头颈负重物,避免过度疲劳,坐车时不要打瞌睡。

(3)及早、彻底治疗颈肩和背软组织劳损,防止其发展为颈椎病,劳动或走路时要防止发生闪、挫伤。

（4）注意端正头、颈、肩、背的姿势不要偏头耸肩、谈话、看书时要正面注视，要保持脊柱的正直。

（5）气候变化时，防止受凉。除应注意在初夏或晚秋在户外休息时，由于气温多变，易受凉而引起颈部肌肉痉挛或风湿性改变外，更应避免在空调环境下冷风持续吹向身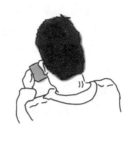体，特别是头颈部，可以造成颈椎内外的平衡失调而诱发或加重症状。

2. 治疗

1）药物治疗

可选择性应用止痛剂、镇静剂、维生素（如维生素 B_1、维生素 B_{12}），对症状的缓解有一定的效果。可尝试使用硫酸氨基葡萄糖和硫酸软骨素进行支持治疗。硫酸氨基葡萄糖与硫酸软骨素在临床上用于治疗全身各部位的骨关节炎。

2）运动疗法

各型颈椎病症状基本缓解或呈慢性状态时，可开始医疗体操以促进症状的进一步消除及巩固疗效。症状急性发作期宜局部休息，不宜增加运动刺激。有较明显或进行性脊髓受压症状时禁忌运动，特别是颈椎后仰运动应禁忌。椎动脉型颈椎病时颈部旋转运动宜轻柔缓慢，幅度要适当控制。

3）牵引疗法

"牵引"在过去是治疗颈椎病的首选方法之一，但近年来发现，许多颈椎病患者在使用"牵引"之后，特别是那种长时间使用"牵引"的患者，颈椎病不但没有减轻，反而加重。

牵引不但不能促进颈椎生理曲度的恢复，相反牵引拉直了颈椎，反而弱化颈椎生理曲度，故颈椎病应慎用牵引疗法。

4）手法按摩推拿疗法

是颈椎病较为有效的治疗措施。它的治疗作用是能缓解颈肩肌群的紧张及痉挛，恢复颈椎活动，松解神经根及软组织粘连来缓解症状，脊髓型颈椎病一般禁止重力按摩和复位，否则极易加重症状，甚至可导致截瘫，即使早期症状不明显，一般也推荐手术治疗。

5）理疗

在颈椎病的治疗中，理疗可起到多种作用。一般认为，急性期可行离子透入、超声波，紫外线或间动电流等；疼痛减轻后用超声波、碘离子透入，感应电或其他热疗。

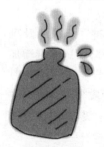

6）温热敷

此种治疗可改善血循环，缓解肌肉痉挛，消除肿胀以减轻症状，有助于手法治疗后使患椎稳定。本法可用热毛巾和热水袋局部外敷，急性期患者疼痛症状较重时不宜行温热敷治疗。

7）手术治疗

严重神经根或脊髓压迫者，必要时可手术治疗。

五、护理小贴士

颈椎病防治四要诀。

（1）调整坐姿活动颈部。颈肩部放松，保持最舒适自然的姿势，不要偏头耸肩。谈话、看书时要正面注视，保持脊柱正直。

（2）抬头远眺举头望月。当长时间近距离看物，尤其是处于低头状态时，会影响颈椎和视力。伏案过久，应抬头向远方眺望半分钟左右。

（3）选个好枕睡个好觉。枕头不宜过高、过硬或过低，颈部应充分接触枕头并保持略后仰，不要把枕头枕在后脑勺上，应使枕头与肩同高。

（4）防寒防湿避免损伤。防风寒、潮湿，避免午夜、凌晨洗澡时受风寒侵袭。

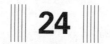

24

风湿病

一、疾病简介

风湿病是一组侵犯关节、骨骼、肌肉、血管及有关软组织或结缔组织为主的疾病,其中多数为自身免疫性疾病。发病多较隐蔽而缓慢,病程较长,且大多具有遗传倾向。诊断及治疗均有一定难度;血液中多可检查出不同的自身抗体,可能与不同 HLA 亚型有关;对非甾体抗炎药(NSAID),糖皮质激素和免疫抑制剂有较好的短期或长期的缓解性反应。

二、常见原因

(1)免疫反应,机体对外源性或内源性抗原物质直接或通过巨噬细胞呈递的刺激,使相应 T 细胞活化,部分 T 细胞产生大量多种致炎性细胞因子造成各类组织器官不同程度的损伤或破坏;部分 T 细胞再激活 B 细胞,产生大量抗体,直接或与抗原结合形成免疫复合物,使组织或器官受到损伤或破坏。此外,由单核细胞产生的单核细胞趋化蛋白(如 MCP - 1)等,也可参与炎症反应。大部分风湿性疾病,或由于感染产生的外源性抗原物质,或由于体内产生的内源性抗原物质,可以启动或加剧这种自身免疫反应,血清内可出现多种抗体。

（2）遗传背景。近年来的研究证明，一些风湿性疾病，特别是结缔组织病，遗传及患者的易感性和疾病的表达密切相关，对疾病的早期或不典型病例及预后都有一定的意义；其中 HLA（人类组织白细胞抗原）最为重要。

（3）感染因素。根据多年来的研究阐明，多种感染因子，微生物产生的抗原或超抗原，可以直接或间接激发或启动免疫反应。

（4）内分泌因子。研究证明，雌激素和孕激素的失调、与多种风湿病的发生有关。

（5）环境与物理因素。如紫外线可以诱发系统性红斑狼疮。

（6）其他。一些药品如普鲁卡因胺，一些口服避孕药可以诱发系统性红斑狼疮和 ANCA 阳性小血管炎。

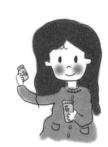

三、常见症状

（1）疼痛。疼痛的部位有助于判断疼痛是否来自关节病变。必须分清局部病变引起的疼痛与系统性病变引起的广泛性疼痛的区别。

（2）僵硬。晨僵主要表现为晨起或休息较长时间后，关节呈胶黏样僵硬感，活动后方能缓解或消失。晨僵在类风湿关节炎中最为突出，可以持续数小时，而其他关节炎则持续时间较短。

（3）关节肿胀和压痛。往往出现在有疼痛的关节，是滑膜炎或周围软组织炎的体征，其程度因炎症轻重不同而异。可由关节腔积液或滑膜肥厚所致。骨性增生性肥大则多见于骨性关节炎。

（4）关节畸形和功能障碍。指关节丧失其正常的外形和活动范围受到限制。如膝不能完全伸直，手的掌指关节有尺侧偏斜，关节半脱位等。这些改变都与软骨和骨遭破坏有关。在类风湿关节炎常见。

（5）乏力。乏力指的是肌力下降或丧失。由于乏力常与其他症状一起出现。例如，疼痛、晨僵、疲劳等，因此患者有时会分辨不清什么是乏力。在患者无法完成行走、咀嚼、吞咽等动作时，患者才会发现自己出现了乏力的症状。乏力是否对称、是中轴性还是外周性分布，对疾病的鉴别诊断非常有用。

（6）疲劳。疲劳是风湿病最常见的症状之一，在严重时甚至会使患者无法完成日常活动。

四、预防与治疗

1. 预防

（1）晨起睡前严禁洗头。中医学认为，头为诸阳之会，这个节气外出，头部特别容易受寒，寒又为百病之源，长期积累寒气，特别容易导致疾病的发生。最好晨起睡前都不要洗头，防治风湿病侵袭。

（2）防止受寒、受潮。要防止受寒、淋雨和受潮；关节处要注意保暖，不穿湿衣、湿鞋、湿袜等；不要贪凉受凉，不要暴饮冷饮；不要卧居湿地；劳动或运动后，不可趁身热汗出未干便入水洗浴等。

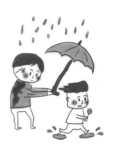

（3）注意控制感染。预防和控制感染也是预防风湿性关节炎的方法之一，有专家认为，人体对这些感染的病原体发生了免疫反应才会发生风湿性关节炎，所以，预防风湿性关节炎就要注意控制感染的发生。

（4）保持平和心态。预防风湿性关节炎还要有平和的心态，因为精神受刺激，过度悲伤，心情压抑等都是有可能诱发风湿性关节炎的。而且情绪的波动也往往使风湿性关节炎病情加重。

（5）加强锻炼身体。预防风湿性关节炎要求朋友们要加强锻炼，增强身体素质，经常参加体育锻炼，如保健体操、练气功、打太极拳、做广播体操、散步等，大有好处，不但可以预防风湿性关节炎，还能够提高机体抵抗力，预防多种疾病的发生。

2. 治疗

风湿性疾病是一类侵犯多种组织多系统和内脏器官的自身免疫性疾病。程度不同的免疫性炎症反应，可致成各种组织和器官损伤，严重影响其正常功能。甚至造成致命性损害。此外，大多数风湿性疾病都有关节症状；每个患者，同一种疾病，不同病程都有其特殊性。应该仔细评价，以制订出针对其个人的治疗计划。治疗目标应包括缓解症状，改善病情，恢复功能，提高生活质量，尽可能延续患者的生命。由于大部分风湿性疾病目前还不能根治，因此要争取患者的合作，长期坚持治疗。治疗的方法包括药物，理疗，休息及锻炼，矫形及手术。要教育患者了解自己的病情，配合治疗。

以下仅就治疗风湿性疾病的药物进行讨论。

1）风湿病药物治疗

治疗风湿性疾病的药物可分为如下几类。

（1）非甾体抗炎药（NSAIDs）。此类药物的作用，主要为解热，消炎和镇痛而达到减轻炎症反应和目的。最早为阿司匹林（乙酰水杨酸）至今仍为治疗急性风湿热及风湿性关节炎的有效药物。

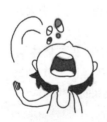

（2）肾上腺皮质激素。主要是指糖皮质激素，因为这类药物有抗炎和免疫抑制作用，有较强和快速的消除炎症及炎症反应带来的各种症状，如发热，关节肿胀和疼痛。所以对各种风湿性疾病，常用为第一线药物。但由于其并非根治药物，长期大量使用可诱发感染，骨质疏松，股骨头坏死，糖尿病，消化性溃疡，高血压，精神异常等；且如停药过快易产生病情反跳现象,故应注意根据病种和病情,调节使用药物的种类和剂量。除重症患者外,原则上以小剂量、短疗程为宜。

(3) 改善病情的抗风湿药物(DMARDs)。又称为慢作用抗风湿药物。此类药物包括许多种类结构不同,作用各异的药物。它们的共性是起效比较慢,有一定蓄积作用,故停药后,作用消失也较慢,仍可维持一段时间。它们并无直接消炎止痛作用,但通过不同的机制可以起到抗炎及免疫或免疫抑制作用。因而,也可以改善关节肿胀,疼痛,僵直和减轻系统性症状,降低急性期反应蛋白,血沉。如使用时间较长,也可改善其他免疫指标,如类风湿因子(RF)、抗核抗体(ANA)等。有的尚可使放射影像得到改善。DMARDs类的药物包括有抗疟药如氯喹、羟氯喹,柳氮磺胺吡啶,甲氨蝶呤,硫唑嘌呤,环磷酰胺,青霉胺,金制剂,环孢素及来氟米特。

以上各种药物对人体重要的脏器(肝,肾,膀胱,肺,胃肠,生殖腺)和组织(骨髓)各有不同的毒性作用,应注意适应证的选择。

(4) 其他治疗。包括雷公藤多苷、帕夫林、云克等。

① 云克:抑制前列腺素合成,抑制胶原酶的活性,防止软骨分解和破坏,抑制破骨细胞。可消炎、镇痛。

② 雷公藤多苷:抑制 T、B 细胞增殖,抑制 T 细胞产生 IL-2 及 B 细胞产生免疫球蛋白。抑制

前列腺素产生。有较强的抗炎和免疫抑制作用。

2）风湿病其他措施

风湿病患者,除药物治疗外,对血中有很多循环免疫复合物,有高免疫球蛋白,可选用免疫吸附及血浆清除疗法;去除血浆中的免疫复合物和过高的免疫球蛋白、RF 等。如免疫活性淋巴细胞过多,还可采用单个核细胞清除疗法。从而改善 T、B 细胞及巨噬细胞和自然杀伤细胞功能,降低血液黏滞度,疏通微循环,可以达到改善症状的目的。

3）风湿病手术治疗

类风湿关节炎患者,早期可行滑膜切除术,晚期可行关节置换术,或肌腱修复或转移术。改善患者生活质量。

五、护理小贴士

（1）患者平时可以做关节的局部按摩和体操练习,可以增强关节功能,预防关节疼痛。但是在急性关节炎发作期,要注意多休息,减少运动。

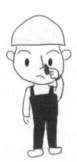

（2）注意保暖：现在正处在季节转变的时候,这个时候就需要根据气温的变化增减衣服,还要避免受风、受潮、过度劳累及精神刺激。

（3）患者要注意关节的保暖保护,防止关节受风邪刺激,多洗温水浴,避免洗凉水澡等。饮食上可多吃稍高热量的食物,比如牛肉,猪肉、羊肉等。

（4）患者要预防感冒等局部感染的发生。因为风湿性关节炎是风湿热的主要表现之一。注意防寒保暖,适当锻炼,增强体质,饮食上注意补充维生素,提高抵抗力。

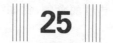

冠心病

一、疾病简介

冠状动脉粥样硬化性心脏病，是冠状动脉血管发生动脉粥样硬化病变而引起血管腔狭窄或阻塞，造成心肌缺血、缺氧或坏死而导致的心脏病，常常称为"冠心病"。但是冠心病的范围可能更广泛，还包括炎症、栓塞等导致管腔狭窄或闭塞。

二、常见病因

冠心病的危险因素包括可改变的危险因素和不可改变的危险因素。了解并干预危险因素有助于冠心病的防治。

可改变的危险因素有：高血压，血脂异常（总胆固醇过高或低密度脂蛋白胆固醇过高、甘油三酯过高、高密度脂蛋白胆固醇过低），超重/肥胖，高血糖/糖尿病，不良生活方式如吸烟、不合理膳食（高脂肪、高胆固醇、高热量等），缺少体力活动，过量饮酒以及社会心理因素。不可改变的危险因素有：性别、年龄、家族史。此外，与感染有关，如巨细胞病毒、肺炎衣原体、幽门螺杆菌等。

冠心病的发作常常与季节变化、情绪激动、体力活动增加、饱食、大量吸烟和饮酒等有关。

三、常见症状

因体力活动、情绪激动等诱发，突感心前区疼痛，多为发作性绞痛或压榨痛，也可为憋闷感。疼痛从胸骨后或心前区开始，向上放射至左肩、臂，甚至小指和无名指，休息或含服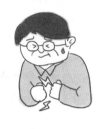硝酸甘油可缓解。胸痛放散的部位也可涉及颈部、下颌、牙齿、腹部等。胸痛也可出现在安静状态下或夜间，由冠脉痉挛所致，也称变异型心绞痛。如胸痛性质发生变化，如新近出现的进行性胸痛，痛阈逐步下降，以至稍事体力活动或情绪激动甚至休息或熟睡时亦可发作。疼痛逐渐加剧、变频，持续时间延长，祛除诱因或含服硝酸甘油不能缓解，此时往往怀疑不稳定心绞痛。

四、预防与治疗

1. 预防

（1）不吸烟。

（2）保持血压正常稳定，理想血压是 120/80 mmHg。高血压的防治措施包括保持正常体重，限制酒精、食盐摄入，保持适当钾、钙和镁摄入，以及在医生指导下服用降压药。

（3）维持血脂正常，防治高脂血症，高危人群要定期检查，低脂饮食，运动和服用降脂药。

（4）避免精神紧张。

（5）运动过少的生活方式是冠心病的重要危险因素，规律地锻炼有助于保持体重，减少高血脂和高血压，冠心病的发生。

（6）维持血糖正常，防治糖尿病。

（7）对已有冠心病危险因素（高血压、糖尿病、高脂血症等）的高危患者，建议长期服心血康防止冠心病的发生。

2. 治疗

（1）生活习惯改变：戒烟限酒，低脂低盐饮食，适当体育锻炼，控制体重等

（2）药物治疗：抗血栓（抗血小板、抗凝），减轻心肌氧耗（β受体阻滞剂），缓解心绞痛（硝酸酯类），调脂稳定斑块（他汀类调脂药）

（3）血运重建治疗：包括介入治疗（血管内球囊扩张成形术和支架植入术）和外科冠状动脉旁路移植术。

药物治疗是所有治疗的基础。介入和外科手术治疗后也要坚持长期的标准药物治疗。对同一患者来说，处于疾病的某一个阶段时可用药物理想地控制，而在另一阶段时单用药物治疗效果往往不佳，需要将药物与介入治疗或外科手术合用。

五、护理小贴士

冠心病是中老年人的常见病和多发病，处于这个年龄阶段的人，在日常生活中，如果出现下列情况，要及时就医，尽早发现冠心病。

（1）劳累或精神紧张时出现胸骨后或心前区闷痛，或紧缩样疼痛，并向左肩、左上臂放射，持续 3～5 分钟，休息后自行缓解者。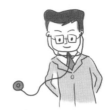

（2）体力活动时出现胸闷、心悸、气短，休息时自行缓解者。

（3）出现与运动有关的头痛、牙痛、腿痛等。

（4）饱餐后、寒冷或看惊险影片时出现胸痛、心悸者。

（5）夜晚睡眠枕头低时，感到胸闷憋气，需要高枕卧位方感舒适者；熟睡或白天平卧时突然胸痛、心悸、呼吸困难，需立即坐起或站立方能缓解者。

（6）性生活或用力排便时出现心慌、胸闷、气急或胸痛不适。

（7）听到噪声便引起心慌、胸闷者。

（8）反复出现脉搏不齐，不明原因心跳过速或过缓者。

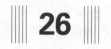

26

便秘

一、疾病简介

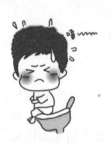

便秘是指排便次数减少，同时排便困难、粪便干结。正常人每日排便 1～2 次或 1～2 日排便 1 次，便秘患者每周排便少于 3 次，并且排便费力，粪质硬结、量少。便秘是老年人常见的症状，约 1/3 的老年人出现便秘，严重影响老年人的生活质量。

二、常见病因

1. 与年龄有关

老年人便秘的患病率较青壮年明显增高，主要是由于随着年龄增加，老年人的食量和体力活动明显减少，胃肠道分泌消化液减少，肠管的张力和蠕动减弱，腹腔及盆底肌肉乏力，肛门内外括约肌减弱，胃结肠反射减弱，直肠敏感性下降，使食物在肠内停留过久，水分过度吸收引起便秘。此外，老年人常因老年性痴呆或精神抑郁症而失去排便反射，引起便秘。

2. 不良生活习惯

（1）饮食因素。老年人牙齿脱落，喜吃低渣精细的食物，或少数患者图方便省事，饮食简单，缺少粗纤维，使粪便体积缩小，黏滞度增加，在肠内运动减慢，水分过度吸收而致便秘。此外，老年人由于进食少，食物含热量低，胃肠通过时间减慢，亦可引起便秘。有报道显示，胃结肠反射与进食的量有关，4 181 kJ(1 000 kcal)膳食可刺激结肠运动，1 464.4 kJ(350 kcal)则无此作用。脂肪是刺激反射的主要食物，蛋白质则无此作用。

（2）排便习惯.有些老年人没有养成定时排便的习惯，常常忽视正常的便意，致使排便反射受到抑制而引起便秘。

（3）活动减少.老年人由于某些疾病和肥胖因素，致使活动减少，特别是因病卧床或坐轮椅的患者，因缺少运动性刺激以推动粪便的运动，往往易患便秘。

3. 精神心理因素

患抑郁、焦虑、强迫症等心理障碍者易出现便秘。

4. 肠道病变

肠道的病变有炎症性肠病、肿瘤、疝、直肠脱垂等，此类病变导致功能性出口梗阻引起排便障碍。

5. 全身性病变

全身性疾病有糖尿病、尿毒症、脑血管意外、帕金森病等。

6. 医源性（滥用泻药）

由于长期使用泻剂，尤其是刺激性泻剂，造

成肠道黏膜神经的损害,降低肠道肌肉张力,反而导致严重便秘。此外,引起便秘的其他药物还有如阿片类镇痛药、抗胆碱类药、抗抑郁药、钙离子拮抗剂、利尿剂等。

三、常见症状

便秘的主要表现是排便次数减少和排便困难,许多患者的排便次数每周少于 3 次,严重者长达 2～4 周才排便一次。有的患者可突出地表现为排便困难,排便时间可长达 30 分钟以上,或每日排便多次,但排出困难,粪便硬结如羊粪状,且数量很少。此外,有腹胀、食欲缺乏,以及服用泻药不当引起排便前腹痛等。体检左下腹有存粪的肠袢,肛诊有粪块。

四、预防与治疗

1. 预防

(1)避免进食过少或食品过于精细、缺乏残渣、对结肠运动的刺激减少。

(2)避免排便习惯受到干扰:由于精神因素、生活规律的改变、长途旅行过度疲劳等未能及时排便的情况下,易引起便秘。

(3)避免滥用泻药:滥用泻药会使肠道的敏感性减弱,形成对某些泻药的依赖性,造成便秘。

(4)合理安排生活和工作,做到劳逸结合。适当的文体活动,特别是腹肌的锻炼有利于胃肠功能的改善,对于久坐少动和精神高度集中的脑力劳动者更为重要。

（5）养成良好的排便
习惯，每日定时排便，形成
条件反射，建立良好的排便
规律。有便意时不要忽视，
及时排便。排便的环境和
姿势尽量方便，免得抑制便
意、破坏排便习惯。

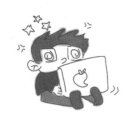

（6）建议患者每天至少喝 6 杯 250 ml 的水，
进行中等强度的锻炼，并养成定时排便的习惯
（每天 2 次，每次 15 分钟）。睡醒及餐后结肠的动
作电位活动增强，将粪便向结肠远端推进，故晨
起及餐后是最易排便的时间。

（7）及时治疗肛裂、肛周感染、子宫附件炎等
疾病，泻药应用要谨慎，不要使用洗肠等强烈刺
激方法。

2. 治疗

1）药物治疗

（1）容积性泻剂。主要包括可溶性纤维素
（果胶、车前草、燕麦麸等）和不可溶性纤维（植物
纤维、木质素等）。容积性泻剂起效慢不良反应
小、安全，故对妊娠便秘或轻症便秘有较好疗效，
但不适于作为暂时性便秘的迅速通便治疗。

（2）润滑性泻剂。能润滑肠壁，软化大便，使
粪便易于排出，使用方便，如开塞露、矿物油或液
状石蜡。

（3）渗透性泻剂。常用的药物有利动乳果

糖、山梨醇、聚乙二醇4 000等。适用于粪块嵌塞或作为慢性便秘者的临时治疗措施,是对容积性轻泻剂疗效差的便秘患者的较好选择。

（4）刺激性泻剂。包括含蒽醌类的植物性泻药(大黄、弗朗鼠李皮、番泻叶、芦荟)、酚酞、蓖麻油、双醋酚汀等。刺激性泻剂应在容积性泻剂和盐类泻剂无效时才使用,有的较为强烈,不适于长期使用。蒽醌类泻剂长期应用可造成结肠黑便病或泻药结肠,引起平滑肌的萎缩和损伤肠肌间神经丛,反而加重便秘,停药后可逆。

（5）促动力剂。莫沙必利、伊托必利有促胃肠动力作用,普卢卡比利可选择性作用于结肠,可根据情况选用。

2）器械辅助

如果粪便硬结,停滞在直肠内近肛门口处或患者年老体弱、排便动力较差或缺乏者,可用结肠水疗或清洁灌肠的方法。

3）生物反馈疗法

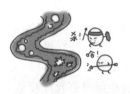

可用于直肠肛门、盆底肌功能紊乱的便秘患者,其长期疗效较好。生物反馈治疗可训练患者在排便时松弛盆底肌肉,使排便时腹肌、盆底肌群活动协调;而对便意阈值异常的患者,应重视对排便反射的重建和调整对便意感知的训练。训练计划并无特定规范,训练强度较大,但安全有效。对于盆底功能障碍患者,应优先选择生物反馈治疗,而不是手术。

4)认知疗法

重度便秘患者常有焦虑甚至抑郁等心理因素或障碍的表现,应予以认知疗法,使患者消除紧张情绪,必要时给予抗抑郁、抗焦虑治疗,并请心理专科医师协助诊治。

5)手术治疗

对严重顽固性便秘上述所有治疗均无效,若为结肠传输功能障碍型便秘、病情严重者可考虑手术治疗,但手术的远期效果尚仍存在争议,病例选择一定要慎重。在便秘这个庞大的病症群中,真正需要手术治疗的还是属于极少数。

五、护理小贴士

(1)以五谷杂粮和根茎类为主食:平日可以糙米、胚芽米取代白米煮饭,若能酌加燕麦、薏仁等营养谷物更好;要吃面包、面条时,宜选择全麦制品。另外,番薯、马铃薯等根茎类通便效果也极佳。

(2)多以豆类取代肉类以豆类及其制品(如豆腐)取代肉类,可收高纤、无胆固醇与抗氧化之效,而豆浆与豆奶(将豆类研磨成粉与牛奶混合)也是很棒的通便饮品。

(3)牛奶是天然的缓泻剂,也可以多吃优酪乳、乳酪、酸奶等发酵乳制品来补充益生菌,调整肠胃机能。

(4)每日至少5种蔬果。每日应至少食用3

份蔬菜、2份水果，才能摄取足够的维生素、矿物质与膳食纤维。

（5）避免脂肪不足。很多爱美女性总是对脂肪敬而远之，但润粪与刺激肠道蠕动却少不了它。如果担心有害的胆固醇，不妨适量摄取植物性脂肪，像是在蔬果沙拉上淋些橄榄油，就能达到减肥与通便的双重效果。

（6）补充足够水分。不爱喝白开水的人，也不可用咖啡、浓茶、可乐等含咖啡因的饮料取代，因为它们会利尿且抑制肠道蠕动。

（7）规律的饮食生活除了均衡摄取以上食物外，想要维持排便系统规律运作，还必须三餐定时定量、避免暴饮暴食、不吃夜宵，以免制造肠胃负担、扰乱消化节奏。

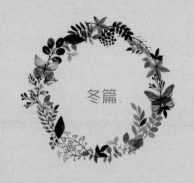

冬篇

小至

天时人事日相催　冬至阳生春又来
刺绣五纹添弱线　吹葭六管动浮灰
岸容待腊将舒柳　山意冲寒欲放梅
云物不殊乡国异　教儿且覆掌中杯
　　　　　　　　　　——杜甫

27

感冒

一、疾病简介

上呼吸道感染简称上感，又称普通感冒，是包括鼻腔、咽或喉部急性炎症的总称。广义的上感不是一个疾病诊断，而是一组疾病，包括普通感冒、病毒性咽炎、喉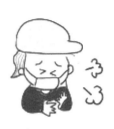炎、疱疹性咽峡炎、咽结膜热、细菌性咽-扁桃体炎。狭义的上感又称普通感冒，是最常见的急性呼吸道感染性疾病，多呈自限性，但发生率较高。成人每年发生 2～4 次，儿童发生率更高，每年6～8 次。全年皆可发病，冬春季较多。

二、常见病因

上呼吸道感染有 70%～80% 由病毒引起。包括鼻病毒、冠状病毒、腺病毒、呼吸道合胞病毒、埃可病毒、柯萨奇病毒等。另有 20%～30% 的上感由细菌引起。细菌感染可直接感染或继发于病毒感染之后，以溶血性链球菌为最常见，其次为流感嗜血杆菌、肺炎球菌、葡萄球菌等，偶或为革兰氏阴性细菌。

各种导致全身或呼吸道局部防御功能降低

的原因,如受凉、淋雨、气候突变、过度疲劳等可使原已存在于上呼吸道的或从外界侵入的病毒或细菌迅速繁殖,从而诱发本病。老幼体弱,免疫功能低下或患有慢性呼吸道疾病的患者易感。

三、常见症状

1. 普通感冒

俗称"伤风",又称急性鼻炎或上呼吸道卡他,多由鼻病毒引起,其次为冠状病毒、呼吸道合胞病毒、埃可病毒、柯萨奇病毒等引起。

起病较急,潜伏期 1~3 天不等,随病毒而异,肠病毒较短,腺病毒、呼吸道合胞病毒等较长。主要表现为鼻部症状,如喷嚏、鼻塞、流清水样鼻涕,也可表现为咳嗽、咽干、咽痒或灼热感,甚至鼻后滴漏感。发病同时或数小时后可有喷嚏、鼻塞、流清水样鼻涕等症状。2~3 天后鼻涕变稠,常伴咽痛、流泪、味觉减退、呼吸不畅、声嘶等。一般无发热及全身症状,或仅有低热、不适、轻度畏寒、头痛。体检可见鼻腔黏膜充血、水肿、有分泌物,咽部轻度充血。

并发咽鼓管炎时可有听力减退等症状。脓性痰或严重的下呼吸道症状提示合并鼻病毒以外的病毒感染或继发细菌性感染。如无并发症,5~7 天可痊愈。

2. 急性病毒性咽炎或喉炎

(1)急性病毒性咽炎。多由鼻病毒、腺病毒以及肠道病毒、呼吸道合胞病毒等引起。临床特征为咽部发痒或灼热感,咳嗽少见,咽痛不明显。当吞咽疼痛时,常提示有链球菌感染。腺病毒等感染时可有发热和乏力。腺病毒咽炎可伴有眼结合膜炎。体检咽部明显充血水肿,颌下淋巴结肿大且触痛。

（2）急性病毒性喉炎。多由鼻病毒及腺病毒等引起。临床特征为声嘶、讲话困难、咳嗽时疼痛,常有发热、咽痛或咳嗽。体检可见喉部水肿、充血,局部淋巴结轻度肿大和触痛,可闻及喉部的喘鸣音。

3. 急性疱疹性咽峡炎

常由柯萨奇病毒 A 引起,表现为明显咽痛、发热,病程约 1 周,儿童多见,偶见于成年人。体检可见咽充血,软腭、腭垂、咽及扁桃体表面有灰白色疱疹及浅表溃疡,周围有红晕,以后形成疱疹。

4. 咽结膜热

主要由腺病毒、柯萨奇病毒等引起。临床表现有发热、咽痛、畏光、流泪,体检可见咽及结合膜明显充血。病程 4～6 天,儿童多见,游泳者易于传播。

5. 细菌性咽-扁桃体炎

多由溶血性链球菌,其次为流感嗜血杆菌、肺炎球菌、葡萄球菌等引起。起病急、明显咽痛、畏寒、发热（体温可达 39℃ 以上）。体检可见咽部明显充血,扁桃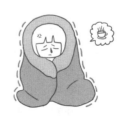

体肿大、充血,表面有黄色脓性分泌物,颌下淋巴结肿大、压痛,肺部无异常体征。

四、预防与治疗

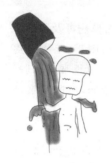

1. 预防

(1)避免诱因。避免受凉、淋雨、过度疲劳;避免与感冒患者接触,避免脏手接触口、眼、鼻。年老体弱易感者更应注意防护,上呼吸道感染流行时应戴口罩,避免在人多的公共场合出入。

(2)增强体质。坚持适度有规律的户外运动,提高机体免疫力与耐寒能力是预防本病的主要方法。

(3)免疫调节药物和疫苗。对于经常、反复发生本病以及老年免疫力低下的患者,可酌情应用免疫增强剂。

2. 治疗

1)对症治疗

(1)休息。病情较重或年老体弱者应卧床休息,忌烟、多饮水,室内保持空气流通。

(2)解热镇痛。如有发热、头痛、肌肉酸痛等症状者,可选用解热镇痛药,如复方阿司匹林、对乙酰氨基酚、吲哚美辛(消炎痛)、索米痛片、布洛芬等。咽痛可用各种喉片如溶菌酶片、咽喉片,或中药六神丸等口服。

（3）减充血剂。鼻塞、鼻黏膜充血水肿时，可使用盐酸伪麻黄碱，也可用1‰麻黄碱滴鼻。

（4）抗组胺药。感冒时常有鼻黏膜敏感性增高，频繁打喷嚏、流鼻涕，可选用马来酸氯苯那敏或苯海拉明等抗组胺药。

（5）镇咳剂。对于咳嗽症状较明显者，可给予右美沙芬、喷托维林等镇咳药。

2）病因治疗

（1）抗菌药物治疗。单纯病毒感染无需使用抗菌药物，有白细胞计数升高、咽部脓苔、咳黄痰等细菌感染证据时，可酌情使用青霉素、第一代头孢菌素、大环内酯类或喹诺酮类。极少需要根据病原菌选用敏感的抗菌药物。

（2）抗病毒药物治疗。目前尚无特效抗病毒药物，而且滥用抗病毒药物可造成感冒病毒耐药现象。因此，如无发热，免疫功能正常，发病超过两天的患者一般无须应用。免疫缺陷患者可早期常规使用。广谱抗病毒药物利巴韦林和奥司他韦对呼吸道合胞病毒等有较强的抑制作用，可缩短病程。

3）中医中药治疗

具有清热解毒和抗病毒作用的中医中药亦可选用，有助于改善症状，缩短病程。小柴胡冲剂、板蓝根冲剂应用较为广泛。

五、护理小贴士

（1）喝鸡汤。美国有两家临床医疗中心报

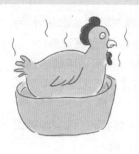

道,喝鸡汤能抑制咽喉及呼吸道炎症,对消除感冒引起的鼻塞、流涕、咳嗽、咽喉痛等症状极为有效。因为鸡肉中含有人体所必需的多种氨基酸,营养丰富,能显著增强机体对感冒病毒的抵抗能力,鸡肉中还含有某种特殊的化学物质,具有增强咽部血液循环和鼻腔液分泌的作用,这对保护呼吸道通畅,清除呼吸道病毒,加速感冒痊愈有良好的作用。

(2)多食萝卜。实践证明,萝卜中的萝卜素对预防、治疗感冒有独特作用。具体做法是把甜脆多汁的萝卜切碎,压出半茶杯汁,再把生姜捣碎,榨出少量姜汁,加入萝卜汁中,然后加白糖或蜂蜜,拌匀后冲入开水当饮料喝,每日 3 次,连服 2 天,可以达到清热、解毒、祛寒,防治感冒的作用。

(3)糖姜茶合饮。因感冒多为外感风寒之邪,常有头痛、鼻塞、流涕及全身关节酸痛,甚至怕冷、发热等症状。可用红糖、生姜、红茶各适量,煮汤饮,每日 1～2 次,不仅暖身去寒,而且有良好的防治感冒功能。

28

支气管炎

一、疾病简介

支气管炎是指气管、支气管黏膜及其周围组织的慢性非特异性炎症。支气管炎主要原因为病毒和细菌的反复感染形成了支气管的慢性非特异性炎症。当气温下降、呼吸道小血管痉挛缺血、防御功能下降等利于致病；烟雾粉尘、污染大气等慢性刺激也可发病；吸烟使支气管痉挛、黏膜变异、纤毛运动降低、黏液分泌增多有利感染；过敏因素也有一定关系。

二、常见病因

1. 感染

可以由病毒、细菌直接感染，也可因急性上呼吸道感染的病毒或细菌蔓延引起本病。常见致病细菌为流感嗜血杆菌、肺炎球菌、链球菌、葡萄球菌等。奴卡菌感染有所增加。常常在病毒感染的基础上继发细菌感染，在机体气管-支气管功能受损时发病。

2. 物理、化学因素

过冷空气、粉尘、刺激性气体或烟雾（如二氧化碳、二氧化氮、氨气、氯气等）的吸入，对气管-支气管黏膜急性刺激等亦可引起。

3. 过敏反应

常见的致病原包括花粉、有机粉尘、真菌孢子等的吸入；钩虫、蛔虫的幼虫在肺移行；或对细菌蛋白质的过敏，引起气管-支气管的过敏炎症的反应，亦可导致本病。气管、支气管黏膜充血、水肿、纤毛细胞损伤脱落，黏膜腺体肥大，分泌物增加，并有淋巴细胞和中性粒细胞浸润。若细菌感染，分泌物可呈黏液脓性。炎症消退后黏膜的结构和功能可恢复正常。

4. 内在因素

呼吸道防御功能减退，即对吸入空气温度和湿度的调节作用；支气管黏膜对吸入异物的黏着作用；支气管分泌物及黏液纤毛运动系统的防御作用受到破坏而无法正常工作。

三、常见症状

1. 急性支气管炎

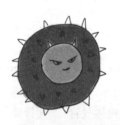

急性支气管炎发病初期常常表现为上呼吸道感染症状，患者通常有鼻塞、流清涕、咽痛和声音嘶哑等临床表现。而全身症状较为轻微，但可出现低热、畏寒、周身乏力，自觉咽喉部发痒，并有刺激性咳嗽及胸骨后疼痛。早期痰量不多，但痰液不易咳出，2～3天后痰液可由黏液性转为黏液脓性。患者受凉、吸入冷空气或刺激性气体可使咳嗽加剧或诱发咳嗽。患者晨起时或夜间咳嗽常较显著。咳嗽也可为阵发性,有时呈持久性咳嗽。咳嗽剧烈时常常伴有恶心、呕吐及胸部、腹部肌肉疼痛。如伴有支气管痉挛,可有哮鸣和气急。一般而言,急性支气管炎的病程有一定的自限性,全身症状可在 4～5 天内消退,但咳嗽有时可延长数周。

2. 慢性支气管炎

慢性支气管炎是指除外慢性咳嗽的其他各种原因后,患者每年慢性咳嗽、咳痰 3 个月以上,并连续 2 年,并不一定伴有持续存在的气流受限。

(1)咳嗽反复、逐渐加重的咳嗽是本病的突出表现。轻者仅在冬春季节发病,尤以清晨起床前后最明显,白天咳嗽较少。夏秋季节,咳嗽减轻或消失。重症患者则四季均咳,冬春加剧,日夜咳嗽,早晚尤为剧烈。

(2)咳痰。一般痰呈白色黏液泡沫状,晨起较多,常因黏稠而不易咯出。在感染或受寒后症状迅速加剧,痰量增多,黏度增加,或呈黄色脓性痰或伴有喘息。偶因剧咳而痰中带血。

(3)气喘。当合并呼吸道感染时,由于细支气管黏膜充血水肿,痰液阻塞及支气管管腔狭窄,可以产生气喘(喘息)症状。患者咽喉部在呼吸时发生喘鸣声,肺部听诊时有哮鸣音。

(4)反复感染。寒冷季节或气温骤变时,容易发生反复的呼吸道感染。此时患者气喘加重,痰量明显增多且呈脓性,伴有全身乏力,畏寒、发热等。肺部出现湿啰音,查血白细胞计数增加等。

反复的呼吸道感染尤其易使老年患者的病情恶化，必须予以充分重视。

本病早期多无特殊体征，在多数患者的肺底部可以闻及少许湿或干啰音。有时在咳嗽或咳痰后可暂时消失。长期发作的病例可发现有肺气肿的征象。

四、预防与治疗

1. 预防

（1）戒烟。为了减少吸烟对呼吸道的刺激，患者一定要戒烟。其他刺激性的气体，如厨房的油烟，也要避免接触。

（2）促使排痰。对年老体弱无力咳痰的患者或痰量较多的患者，应以祛痰为主，不宜选用镇咳药，以免抑制中枢神经加重呼吸道炎症，导致病情恶化。帮助危重患者定时变换体位，轻轻按摩患者胸背，可以促使痰液排出。

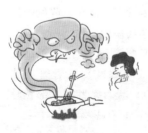

（3）保持良好的家庭环境卫生。室内空气流通新鲜，有一定相对湿度，控制和消除各种有害气体和烟尘。改善环境卫生，做好防尘、防大气污染工作，加强个人保护，避免烟雾、粉尘、刺激性气体对呼吸道的影响。

（4）适当体育锻炼。增强体质，提高呼吸道的抵抗力,防止上呼吸道感染,避免吸入有害物质及过敏原,可预防或减少本病发生。锻炼应循序渐进,逐渐增加活动量。

(5) 注意气候变化和寒冷季节。严冬季节或气候突然变冷的时候,要注意衣着冷暖,及时增加衣服,不要由于受凉而引起感冒。冬季寒冷季节室内的温度应在 18～20℃ 为宜。

2. 治疗

(1) 患者有全身症状时,应注意休息和保暖。治疗的目的是减轻症状和改善机体的功能。患者常常需要补充液体和应用退热药物。可适当应用镇咳药物。痰量较多或较黏时,可应用祛痰剂。

(2) 控制感染。常用的有青霉素、红霉素、氨基苷类、喹诺酮类、头孢菌素类抗菌药物等。

(3) 祛痰、镇咳。对急性发作期患者在抗感染治疗的同时,应用祛痰药及镇咳药物,以改善症状。常用药物有氯化铵合剂、溴己新、氨溴索、羧甲司坦和强力稀化黏素等。

(4) 解痉、平喘。常选用氨茶碱、特布他林等口服药物,或用沙丁胺醇等短效支气管舒张剂吸入。如果明确慢阻肺的诊断,必要时使用长效支气管舒张剂吸入,或糖皮质激素加长效支气管舒张剂吸入。

(5) 雾化疗法。雾化吸入可稀释气管内的分泌物,有利排痰。如痰液黏稠不易咳出,雾化吸入有一定帮助。

五、护理小贴士

（1）饮食

饮食宜清淡，忌辛辣荤腥。应戒烟多茶，因为吸烟会引起呼吸道分泌物增加，反射性支气管痉挛，排痰困难，有利于病毒、细菌的生长繁殖，使支气管炎进一步恶化。茶叶中含有茶碱，能兴奋交感神经，使支气管扩张而减轻咳喘症状。

（2）生活。保持良好的家庭环境卫生，室内空气流通新鲜，有一定相对湿度，控制和消除各种有害气体和烟尘，戒除吸烟的习惯，注意保暖。

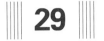

29

肺炎

一、疾病简介

肺炎是指终末气
道、肺泡和肺间质的炎
症,可由疾病微生物、
理化因素、免疫损伤、
过敏及药物所致。细

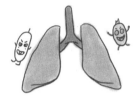

菌性肺炎是最常见的肺炎,也是最常见的感染性
疾病之一。

二、常见病因

肺炎是细菌、病毒等致病微生物侵入肺脏引
起的炎症,多种病原体可引起肺炎,如细菌、病毒、
真菌、寄生虫等,其他如放射线、化学、过敏因素等
亦能引起肺炎,其中以病原体引起的肺炎多见。

三、常见症状

(1)寒战与高热。典型病例以突然寒战起
病,继之高热,体温可高达 39～40℃,呈稽留热
型,常伴有头痛、全身肌肉酸痛,食量减少。使用
抗生素后热型可不典型,年老体弱者可仅有低热
或不发热。

(2)咳嗽与咳痰。初期为刺激性干咳,继而

咳出白色黏液痰或带血丝痰,经1～2天后,可咳出黏液血性痰或铁锈色痰,也可呈脓性痰,进入消散期痰量增多,痰黄而稀薄。

（3）胸痛。多有剧烈侧胸痛,常呈针刺样,随咳嗽或深呼吸而加剧,可放射至肩或腹部。如为下叶肺炎可刺激膈胸膜引起剧烈腹痛,易被误诊为急腹症。

（4）呼吸困难。由于肺实变通气不足、胸痛以及毒血症而引起呼吸困难、呼吸快而浅。病情严重时影响气体交换,使动脉血氧饱和度下降而出现发绀。

（5）其他症状。少数有恶心、呕吐、腹胀或腹泻等胃肠道症状。严重感染者可出现神志模糊、烦躁、嗜睡、昏迷等。

四、预防与治疗

1. 预防

有多种方式可以预防肺炎。适当地治疗潜伏期疾病(如艾滋病)能够降低患肺炎的危险。戒烟也很重要,因为吸烟会影响身体对肺炎的自然抵抗能力,戒烟能减少肺部损伤。

2. 治疗

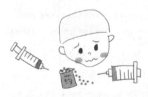

（1）抗生素的应用。根据支原体微生物学特征,凡能阻碍微生物细胞壁合成的抗生素如青霉素等,

对支原体无效。因此,治疗支原体感染,应选用能抑制蛋白质合成的抗生素,包括大环内酯类、四环素类、氯霉素类等。衣原体肺炎的抗生素应首选红霉素。

(2) 肾上腺糖皮质激素的应用。目前认为支原体肺炎是人体免疫系统对支原体做出的免疫反应。所以,对急性期病情发展迅速严重的支原体肺炎或肺部病变迁延而出现肺不张、肺间质纤维化、支气管扩张或有肺外并发症者,可应用肾上腺皮质激素。

五、护理小贴士

(1) 对于儿童和成人,注射疫苗是一种非常重要的预防方式。在出生第一年注射流感嗜血杆菌和肺炎链球菌疫苗,能很大程度上降低这些细菌引起儿童得肺炎的可能性。接种肺炎链球菌疫苗也能减少成人患该种肺炎的可能,因为这种肺炎主要是从儿童传播到成人。

(2) 由于支原体感染可造成小流行,且患儿病后排支原体的时间较长,可达 1～2 个月之外。婴儿时期仅表现为上呼吸道感染症状,在重复感染后才发生肺炎。同时在感染支原体期间容易再感染其他病毒,导致病情加重迁延不愈。因此,对患儿或有密切接触史的小儿,应尽可能做到呼吸道隔离,以防止再次感染和发生交叉感染。

30

冻伤

一、疾病简介

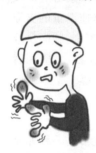

冻伤是在一定条件下由于寒冷作用于人体，引起局部的乃至全身的损伤。冻伤的发生除了与寒冷的强度、风速、湿度、受冻时间有关，还与潮湿、局部血液循环不良和抗寒能力下降有关。一般将冻伤分为冻疮、局部冻伤和冻僵 3 种。在极端寒冷，特别是在高原地区可发生肢体的冻伤，若核心体温低于正常，即使体温过低尚未出现，可加重冻伤。冻伤一般表现为耳廓、手、足等处发红或发紫、肿胀，严重时会出现肢体坏死，甚至死亡。

二、常见病因

当身体较长时间处于低温和潮湿刺激时，就会使体表的血管发生痉挛，血液流量因此减少，造成组织缺血缺氧，细胞受到损伤，尤其是肢体远端血液循环较差的部位，如足趾。

（1）气候因素。寒冷的气候，包括空气的相对湿度、流速以及天气骤变等。潮湿和风速都可加速身体的散热。

（2）局部因素。如鞋袜过紧、长时间站立不动及长时间浸在水中均可使局部血液循环发生障碍，热量减少，导致冻伤。

（3）全身因素。如疲劳、虚弱、紧张、饥饿、失血及创伤等均可减弱人体对外界温度变化调节和适应能力，使局部热量减少导致冻伤。

三、常见症状

1. 局部冻伤

（1）反应前期。系指冻伤后至复温融化前的一个阶段，其主要临床表现有受冻部位冰凉、苍白、坚硬、感觉麻木或丧失。由于局部处于冻结状态，其损伤范围和程度往往难以判定。

（2）反应期。包括复温融化和复温融化后的阶段。

（3）反应后期。系指一二度冻伤愈合后，和三四度冻伤坏死组织。

2. 手冻伤

（1）一度冻伤最轻，即常见的"冻疮"，受损在表皮层，受冻部位皮肤红肿充血，自觉热、痒、灼痛，症状在数日后消失，愈后除有表皮脱落外，不留瘢痕。

（2）二度冻伤伤及真皮浅层，伤后除红肿外，伴有水疱，疱内可为血性液，深部可出现水肿，剧痛，皮肤感觉迟钝。

（3）三度冻伤伤及皮肤全层，出现黑色或紫褐色,痛感觉丧失。伤后不易愈合,除遗有瘢痕外,可有长期感觉过敏或疼痛。

(4)四度冻伤伤及皮肤、皮下组织、肌肉甚至骨头,可出现坏死,感觉丧失,愈后可有瘢痕形成。

3. 脚冻伤

(1)冻伤皮肤局部发冷,感觉减退或敏感。

(2)对冷敏感,寒冷季节皮肤出现苍白或青紫。

(3)痛觉敏感,肢体不能持重等。

这些表现系由于交感神经或周围神经损伤后功能紊乱所引起。

4. 冻僵

伤员皮肤苍白,冰凉,有时面部和周围组织有水肿,神志模糊或昏迷,肌肉强直,瞳孔对光反射迟钝或消失,心动过缓,心律不齐,血压降低中测不到,可出现心房和心室纤颤,严重时心跳停止。呼吸慢而浅,严重者偶尔可见一二次微弱呼吸。

四、预防与治疗

1. 预防

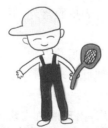

(1)注意锻炼身体,提高皮肤对寒冷的适应力。

(2)注意保暖,保护好易冻部位,如手足、耳朵等处,要注意戴好手套、穿厚袜、棉鞋等。鞋袜潮湿后,要及时更换。出门要戴耳罩,注意耳朵保暖。平时经常揉搓这些部位,以加强血液循环。

(3)在洗手、洗脸时不要用含碱性太大的肥皂,以免刺激皮肤。洗后,可适当擦一些润肤脂、雪花膏、甘油等油质护肤品,以保护皮肤的润滑。

(4)经常进行抗寒锻炼,用冷水洗脸、洗手,以增强防寒能力。

(5)患慢性病的人,如贫血、营养不良等,除积极治疗相应疾病外,要增加营养、保证机体足够的热量供应,增强抵抗力。

2. 治疗

1)轻度治疗方法

(1)用温水(38~42℃)浸泡患处,浸泡后用毛巾或柔软的干布进行局部按摩,切忌用火烤和用雪水摩擦。

(2)用花椒或辣椒秸煮水浸泡患处或用生姜涂擦局部,也有治疗作用。

(3)患处若破溃感染,应在局部用65%~75%酒精或1%的新洁尔灭消毒,吸出水泡内液体,外涂冻疮膏、樟脑软膏等,保暖包扎。必要时应用抗生素及破伤风抗毒素

2)严重治疗方法

(1)对于全身冻僵者,要迅速复温。先脱去或剪掉患者的湿冷

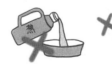

的衣裤,在被褥中保暖,也可用25~30℃的温水进行淋浴或浸泡10分钟左右,使体温逐渐恢复正

常。但应防止烫伤。冻伤的肢体应迅速在温水中使之温暖,水的温度要护理人员的手能忍受(不超过40.5℃),要小心避免烫伤失去知觉的组织。

(2) 温暖后,肢体应保持干燥,暴露于暖空气中,尽可能做到无菌。大多数患者有脱水和血液浓缩;应口服或静脉滴注补液,并恢复电解质到正常水平。可采用的内科疗法并不一致,但目标是恢复循环,使细胞损害减至最小。

五、护理小贴士

(1) 勿喝酒,否则热气会散得更快。

(2) 勿抽烟,抽烟会降低体内的血液环境,使四肢更容易受到伤害。

(3) 勿穿紧身衣,也不要戴任何戒指、首饰。

31

慢性阻塞性肺疾病

一、疾病简介

慢性阻塞性肺疾病（COPD）是一种具有气流阻塞特征的慢性支气管炎和（或）肺气肿，可进一步发展为肺心病和呼吸衰竭的常见慢性疾病。与有害气体及有害颗粒的异常炎症反应有关，致残率和病死率很高，全球 40 岁以上发病率已高达 9%～10%。

二、常见原因

慢性阻塞性肺病的确切病因不清楚，一般认为与慢支和阻塞性肺气肿发生有关的因素都可能参与慢性阻塞性肺病的发病。已经发现的危险因素大致可以分为外因（即环境因素）与内因（即个体易患因素）两类。外因包括吸烟、粉尘和化学物质的吸入，空气污染，呼吸道感染及社会经济地位较低的人群（可能与室内和室外空气污染、居室拥挤、营养较差及其他与社会经济地位较低相关联的因素有关）。内因包括遗传因素，气道反应性增高，在怀孕期、新生儿期、婴儿期或儿童期由各种原因导致肺发育或生长不良的个体。

三、常见症状

（1）慢性咳嗽常为最早出现的症状，随病程发展可终身不愈，常晨间咳嗽明显，夜间有阵咳或排痰。当气道严重阻塞，通常仅有呼吸困难而不表现出咳嗽。

（2）咳痰一般为白色黏液或浆液性泡沫痰，偶可带血丝，清晨排痰较多。急性发作期痰量增多，可有脓性痰。

（3）气短或呼吸困难慢性阻塞性肺疾病的主要症状，早期在劳力时出现，后逐渐加重，以致在日常生活甚至休息时也感到气短。但由于个体差异常，部分人可耐受。

（4）喘息和胸闷部分患者特别是重度患者或急性加重时出现的。

（5）其他疲乏、消瘦、焦虑等常在慢性阻塞性肺疾病病情严重时出现，但并非慢性阻塞性肺疾病的典型表现。

四、预防与治疗

1. 预防

1）戒烟

吸烟是导致 COPD 的主要危险因素，不去除病因，单凭药物治疗难以取得良好的疗效。因此阻止 COPD 发生和进展的关键措施是戒烟。

减少职业性粉尘和化学物质吸入,对于从事接触职业粉尘的人群如:煤矿、金属矿、棉纺织业、化工行业及某些机械加工等工作人员应做好劳动保护。

2)减少室内空气污染

避免在通风不良的空间燃烧生物燃料,如烧柴做饭、在室内生炉火取暖、被动吸烟等。

3)防治呼吸道感染

积极预防和治疗上呼吸道感染。秋冬季节注射流感疫苗;避免到人群密集的地方;保持居室空气新鲜;发生上呼吸道感染应积极治疗。

4)加强锻炼

根据自身情况选择适合自己的锻炼方式,如散步、慢跑、游泳、爬楼梯、爬山、打太极拳、跳舞、双手举几斤重的东西,在上举时呼气等。

5)呼吸功能锻炼

COPD患者治疗中一个重要的目标是保持良好的肺功能,只有保持良好的肺功能才能使患者有较好的活动能力和良好的生活质量。因此,呼吸功能锻炼非常重要。患者可通过做呼吸瑜伽、呼吸操、深慢腹式阻力呼吸功能锻炼(可借助于肺得康)、唱歌、吹口哨、吹笛子等进行肺功能锻炼。

6)耐寒能力锻炼

耐寒能力的降低可以导致COPD患者出现反复的上呼吸道感染,因此耐寒能力对于COPD患者显得同样很重要。患者可采取从夏天开始用冷水洗脸;每天坚持户外活动等方式锻炼耐寒能力。

2. 治疗

1）稳定期治疗

可采用非药物治疗：戒烟，运动或肺康复训练，接种流感疫苗与肺炎疫苗。

2）长期家庭氧疗

如有呼吸衰竭建议长期低流量吸氧，每天超过15小时。

3）药物治疗

现有药物治疗可以减少或消除患者的症状、提高活动耐力、减少急性发作次数和严重程度以改善健康状态。吸入治疗为首选，教育患者正确使用各种吸入器，向患者解释治疗的目的和效果，有助于患者坚持治疗。常用药物有支气管扩张剂、吸入糖皮质激素等。

五、护理小贴士

（1）心理调适。良好的心情将有利于患者积极面对疾病、增加治疗的顺从性，并有利于建立良好的人际关系，这将更有利于疾病的恢复。

（2）饮食调节。多吃水果和蔬菜，可以吃肉、鱼、鸡蛋、牛奶、豆类、荞麦。吃饭时少说话，呼吸费力吃得慢些。

32

缺铁性贫血

一、疾病简介

缺铁性贫血是指由于体内储存铁消耗殆尽、不能满足正常红细胞生成的需要而发生的贫血。在红细胞的产生受到限制之前,体内的铁储存已耗尽,此时称为缺铁。缺铁性贫血的特点是骨髓及其他组织中缺乏可染铁,血清铁蛋白及转铁蛋白饱和度均降低,呈现小细胞低色素性贫血。是体内铁的储存不能满足正常红细胞生成的需要而发生的贫血。是由于铁摄入量不足、吸收量减少、需要量增加、铁利用障碍或丢失过多所致。形态学表现为小细胞低色素性贫血。缺铁性贫血不是一种疾病,而是疾病的症状,症状与贫血程度和起病的缓急相关。

二、常见病因

(1)食物中铁摄入不足:如营养不良、偏食、需要铁剂增加。

(2)吸收不良:胃酸缺乏、慢性腹泻、胃次全切除等。

(3)慢性贫血:月经过多、胃十二指肠溃疡病、钩虫病、痔疮等。

(4)多次妊娠:由于胎儿生长、分娩失血、产后哺乳、需铁量增多而未及时补充。

（5）血管内溶血伴血红蛋白尿。

（6）以上几种原因同时存在。

三、常见症状

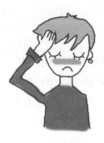

（1）慢性贫血的表现：困倦、乏力、低热；皮肤、黏膜、指甲苍白；气短、心悸、胸闷、心率快；头晕、头痛、耳鸣、眼花、失眠；食欲缺乏、恶心、腹胀、便秘或腹泻；月经不调，性功能减退；多尿、少量蛋白尿；肝脾肿大等。

（2）含铁物质缺少的表现：异食癖，口角炎，萎缩性舌炎，吞咽困难，皮肤干燥，毛发干燥无光泽、易脱落，指甲脆薄、少泽、平甲或反甲。

四、预防与治疗

1. 预防

缺铁性贫血大多是可以预防的，在易发生这类贫血的人群中应重视开展卫生宣教和采取预防措施，例如：

（1）积极贯彻计划生育、防止生育过多过密；

（2）在妊娠后期和哺乳期间可每日口服硫酸亚铁 0.2 g 或 0.3 g；

（3）在钩虫病流行地区进行大规模的寄生虫病防治工作；

（4）及时处理慢性出血灶。

2. 治疗

（1）积极寻找病因：对因治疗。

（2）饮食治疗：多吃含铁量高的食物。含铁量最高的食物有：海带、发菜、紫菜、木耳、香菇、动物肝及血，其次为豆、肉、谷物、乳类、蔬菜，水果含铁量低，且不易吸收。

（3）铁剂治疗：①口服铁剂，是治疗本病的主要方法。②注射铁剂，要慎用，掌握好适应证，在医师的指导下可使用右旋糖酐铁，山梨醇铁溶液等。

若治疗欠佳，可能是由于继续出血、基础病、感染或恶性病仍存在，铁摄入不足，或是罕见情况下由于口服铁吸收不良。当血红蛋白接近正常时，恢复速度逐渐减慢，补铁治疗应继续进行大于等于6个月，以补足组织中的铁贮备。

五、护理小贴士

（1）饮食。要预防缺铁性贫血首先应该保证饮食均衡，不挑食。在食物中含铁比较高的有动物肝脏、动物血、牛肉、樱桃、桑葚、番茄、桃子、红枣等颜色偏红紫色的食物。其中动物类的食物比植物类的食物更利于人体吸收利用其中的铁质，而维生素 C 和叶酸也能促进铁的吸收，因此均衡的饮食才能保证每日摄入足量的铁元素。

（2）生活。预防贫血除了合理膳食还应该保持良好的作息习惯。人体的生物钟每天都按照一定的节奏来指挥人体的内脏进行工作。夜晚，人体的大部分血液需要在人睡眠时回到肝脏进行清洁修复，人体的脊髓也是在这个时候进行造血的工作，因此按时作息，保证良好的睡眠不仅有利于预防贫血，对人体的整体健康也是非常有益的。

33

前列腺增生

一、疾病简介

前列腺增生（hyper-
plasia of prostate），常
称作良性前列腺增生
（benign prostatic hype-
rplasia，BPH）是中老年

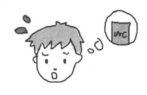

男性常见疾病之一，随全球人口老年化发病日渐
增多。前列腺增生的发病率随年龄递增，但有增
生病变时不一定有临床症状，多数患者随着年龄
的增长，排尿困难等症状随之增加。城镇发病率
高于乡村，而且种族差异也影响增生程度。

二、常见病因

有关前列腺增生的发病机制研究颇多，但病
因至今仍未能阐明。可能由于上皮和间质细胞
增殖和细胞凋亡的平衡遭到破坏，其他相关因
素：雄激素及其与雌激素的相互作用、前列腺间
质与腺上皮细胞的相互作用、生长因子、炎症细
胞、神经递质及遗传因素等。目前，已知前列腺增
生必须具备有功能的睾丸及年龄增长两个条件。
近年来，也注意到吸烟、肥胖及酗酒、家族史、人种
及地理环境对良性前列腺增生发生的关系。

三、常见症状

（1）储尿期症状。该期的主要症状包括尿频、尿急、尿失禁以及夜尿增多等。

（2）排尿期症状。该期症状包括排尿踌躇、排尿困难以及间断排尿等。

（3）排尿后症状。该期症状包括排尿不尽，尿后滴沥等。

（4）其他症状。血尿、泌尿系感染。

四、预防与治疗

1. 预防

（1）保持清洁：男性的阴囊伸缩性大，分泌汗液较多，加之阴部通风差，容易藏污纳垢，局部细菌常会乘虚而入。这样就会导致前列腺炎、前列腺肥大、性功能下降。

（2）防止受寒：秋冬季节天气寒冷，因此应该注意防寒保暖。预防感冒和上呼吸道感染的发生；不要久坐在凉石头上，因为寒冷可以使交感神经兴奋增强，导致尿道内压增加而引起逆流。

（3）按摩保健：可以在临睡以前做自我按摩，以达到保健的目的。操作如下：取仰卧位，左脚伸直，左手放在神阙穴（肚脐）上，用中指、食指、无名指三指旋转，同时再用右手三指放在会阴穴部旋转按摩，一共 100 次。完毕换手做同样动作。

2. 治疗

（1）药物治疗。市场上多应用激素类或抗激素类药物、α肾上腺素受体阻滞剂、5α受体还原酶抑制剂、胆固醇抑制剂等药物。

（2）手术治疗。双侧睾丸切除术、经尿道前列腺电切术等姑息性手术；耻骨上经膀胱前列腺切除术、耻骨后前列腺切除术、经会阴前列腺切除术等开放性手术。

五、护理小贴士

（1）调理好饮食。有关研究表明日常生活中摄食脂肪过多会促使前列腺增生。辣椒、胡椒、葱、生姜等辛辣刺激性食物既可导致性器官充血，又会使痔疮、便秘症状加重，压迫前列腺加重排尿困难。因此，前列腺患者的饮食宜清淡，低脂肪，避免辛辣和烟酒，多食谷类、坚果与蔬菜类食物。饮酒可使前列腺及膀胱颈充血而诱发尿潴留，患者需绝对戒酒。

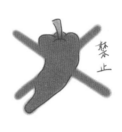

（2）生活规律。生活规律、起居有时，每餐定量，对前列腺具有保护作用。要多饮水多排尿。通过尿液经常冲洗尿道帮助前列腺分泌物排出，以预防感染。不能过度憋尿，因为憋尿会导致前列腺包膜张力的增高，长此以往会加重前列腺增生。

（3）加强运动。适当的体育锻炼可改善血液循环，促进前列腺液分泌增多，将细菌毒素稀释和冲淡,特别是驾驶员、办公文秘人员,更不要长时间久坐不动,工作中要注意及时更换体位,工作之余适当休息,并注意适当活动如散步,尽量以步代车,这样可改善前列腺局部充血,减少或避免慢性前列腺增生的发生。

(4)注意性生活方式。患有前列腺疾患者,要注意夫妻性生活的适当,既不可纵欲过度,又不宜盲目节欲。

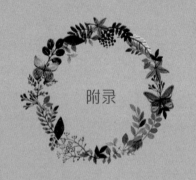

附录

大健康管理

目前,中国有了新的年龄段划分标准,45岁以下为青年,45~59岁为中年,60~74为年轻的老人或老年前期,75~89岁为老年,90岁以上为长寿老年人。中国人的平均寿命较几十年前明显延长,但是一些慢性非传染性疾病的发病率也逐年增加,人的寿命虽然延长了,但是生活质量却呈下降趋势,尤其是进入中年以后。如何提高中国人的整体生活质量已经成为备受关注的社会问题。国家卫生健康委员会以提高全民健康水平为己任,联合各级地方政府推行了一系列健康促进活动,更进一步强调了疾病的早期预防,疾病的预防并非空喊口号,而是体现在公共健康管理和公共安全管理两大方面,其中,公共健康管理包括体检、慢性非传染性疾病的预防、灾害应对;公共安全管理包括食品安全、科学健身、用药安全和睡眠管理。以上健康目标的实现,除了依靠医务人员的辛勤劳作,还要求广大群众摒弃不健康的生活方式,"管住嘴、迈开腿、多读书、少上网",按照专业人员和专业书籍的指导按部就班地管理自己的健康。

健康体检

健康体检是在身体健康时主动到医院或专门的体检中心对整个身体进行检查,主要目的是通过检查发现是否有潜在的疾病,以便及时采取预防和治疗措施。许多自以为健康的中年人健康情况很不乐观,50％以上的中年人不同程度地患有各种慢性非传染性疾病,如糖尿病、高血压、高血脂等。对于健康体检的频率,每个人应该根据自己的年龄、性别、职业、身体状况、家族病史等制订健康体检计划。健康状况良好的青壮年:每1～2年检查一次,检查的重点项目是心、肺、肝、胆、胃等重要器官,以及血压等。体质较差尤其是患有高血压、冠心病、糖尿病、精神疾病和肿瘤等带有遗传倾向类疾病家族史的人,至少每年检查一次。中老年群体患各种慢性非传染性疾病的概率增加,健康体检的间隔时间应缩短至半年左右。特别是步入 60 岁的老年人,间隔时间应在3～4 个月,检查项目由医生酌情决定,但每次都应检查血压、心电图、X 线胸透片和血尿便常规。鉴于糖尿病的发病率近年来显著增高,中老年人尤其是肥胖或有高血压、冠心病病史者,每次应注意检查尿糖及血糖。如果有条件,最好每次都能由固定的医生主持检查,以便全面、系统地掌握受检者的健康状况,对受检者进行保健指导。已婚妇女除进行上述检查外,还应定期(至少每年 1 次)检查子宫和乳腺,以便早期发现妇女多发的宫颈癌和乳腺癌。

慢性非传染性疾病的预防

常见的慢性病主要有心脑血管疾病、癌症、糖尿病、慢性呼吸系统疾病,其中心脑血管疾病包含高血压、脑卒中和冠心病。慢性病的危害主要是造成脑、心、肾等重要脏器的损害,易造成伤残,影响劳动能力和生活质量,且医疗费用极其昂贵,增加了社会和家庭的经济负担。慢性病的发病原因60%起源于个体的不健康生活方式,吸烟,过量饮酒,身体活动不足,高盐、高脂等不健康饮食是慢性病发生、发展的主要行为危险因素。除此之外,还有遗传、医疗条件、社会条件和气候等因素的共同作用。保持健康的生活方式是预防慢性非传染性疾病的关键,"合理膳食、适量运动、戒烟限酒、心理平衡"是预防慢性病的十六字箴言。"十个网球"原则颠覆了我们以往的饮食习惯,使我们的饮食更加科学、量化、易于管理,每天食用的肉类不超过1个网球的大小、每天食用的主食相当于2个网球的大小、每天食用的水果要保证3个网球的大小、每天食用的蔬菜不少于4个网球的大小。"十个网球"原则已经成为新的健康饮食标准。此外,每天还要加"四个一",即1个鸡蛋、1斤牛奶、1小把坚果及1块扑克牌大小的豆腐。

灾害应对

由于环境污染和人类不合理的开发,自然灾害发生的频率也呈现增加的趋势,地震、海啸、台风、泥石流、恶劣天气等每天都在世界各地轮番上演。自然灾害在给人类生产、生活造成不便外,也带来一系列公共卫生问题。一些传染病经常随着自然灾害的发生伺机蔓延，在抗震救灾的同时，卫生防护工作同样作为灾害应对的重点内容。国家卫生健康委员会每年都会发布各类灾害的公共卫生防护重点。比如，台风后的灾害防病要点为：清理受损的房屋特别是处理碎片时要格外小心；在碎片上走动时，需穿结实的鞋子或靴子，以及长袖衣服，并戴上口罩和手套；被暴露的钉子、金属或玻璃划伤时，应及时就医，正确处理伤口，根据需要注射破伤风针剂；不要生吃被掩埋和洪水浸泡过的食物；不要在密闭的避难所里使用木炭生火和使用燃油发电机，以免由于空气不流通导致一氧化碳中毒。此外，国家卫生健康委员会在全国自然灾害卫生应急指南中就每一种自然灾害都提出了相对应的卫生策略，其共同点是保护水源、食品的卫生，处理好排泄物，做好自身清洁防护工作。灾害无情，每个人参与其中，学会合理应对才能将损失降至最小。

食品安全

食品安全是目前全球关注的话题，因为食品安全是人类安身立命之本，食品不安全也是各种疾病的源头。不健康的饮食不仅会带来高血压、高血脂、糖尿病、肥胖等慢性病，还可能造成一些食源性疾病，包括食物中毒、肠道传染病、人畜共患传染病、寄生虫病等。关于食品安全，国家每年都会出台若干项食品安全标准，并将食品安全上升到立法的高度，形成了《中华人民共和国食品安全法》，严格规范食品添加剂的使用和食品的生产销售流程。作为一名中国公民，我们有责任履行《食品安全法》的规定，从自身做起，不购买、销售、食用存在安全风险的食品，坚持使用有正规渠道的食品，选择绿色健康食品，并非沉迷于宣传广告所说的"有机食品"，形成正确的食品观；除此之外，我们每个人都有监督管理的权利和义务，发现市场上销售和使用安全隐患的食品后，我们可以向食品管理相关部门检举或者投诉，起到规范食品市场、服务公共食品安全的作用。

科学健身

最近两年一股健身热潮席卷全国，健身的本质是各种类型的体育锻炼，体育锻炼不仅有塑身美体的功能，最重要的是，通过体育锻炼可以达到防病治病的功效，尤其是对一些慢性非传染性疾病（高血压、高血脂、糖尿病等）的管理，也经常被用于一些疾病康复期的功能锻炼，如中风、冠心病、心衰等疾病。2018年，国家以"健康中国行-科学健身"为主旨在多个省市举办了百余场不同主题的科学健身运动，目的是向全国人民传达正确的健身理念，促进大家形成科学的健身行为，真正起到强身健体的作用。国家卫生健康委员会推荐：每周运动不少于3次；进行累计至少150分钟中等强度的有氧运动；每周累计至少75分钟较大强度的有氧运动也能达到运动量；同等量的中等和较大强度有氧运动的相结合的运动也能满足日常身体活动量,每次有氧运动时间应当不少于 10 分钟,每周至少有 2 天进行所有主要肌群参与的抗阻力量练习。但是,老年人应当从事与自身体质相适应的运动,在重视有氧运动的同时,重视肌肉力量练习,适当进行平衡能力锻炼,强健肌肉、骨骼,预防跌倒。儿童和青少年每天累计至少 1 小时中等强度及以上的运动,培养终身运动的习惯,提高身体素质,掌握运动技能,鼓励大强度的运动;青少年应当每周参加至少 3次有助于强健骨骼和肌肉的运动。此外,特殊人群(如婴幼儿、孕妇、慢病患者、残疾人等)应当在医生和运动专业人士的指导下进行运动。

用药安全

"有病乱投医,无病乱吃药"的现象可见于每个年龄段的人群中,尤其多见于老年群体。电视、电脑等各种媒体上为了经济效益鼓吹药品的功效,以保健瓶冒充药物夸大功效,甚至售卖假药,老年群体因为文化程度、理解能力或者急于求成的心理作祟,常常轻信谣言购买和使用假药。屡有新闻曝光老年人因使用广告药品而导致经济损失、身体功能受损,甚至是失去生命的案例。WHO 的一项调查表明,全球每年约有三分之一的患者死于不明原因的用药。仅 2012 年一年,国家药品不良反应监测网络共收到不良反应报道事件 120 多万份,其中中老年患者占 44%。随着老龄化的到来,中国老龄人口的比例逐渐增多,而如何规范老年合理用药是中国亟须攻克的重大难题。因为疾病和个体的差异，不同的药品适用于不同的疾病，在不同的个体中起作用，因此求新求贵的用药观念都是错误的，没有最好的药，只有最适合的药。用药的前提是医生对病情的整体判断，根据老年患者的需求确定或者更改用药方案，老年患者切不可根据自己的理解盲目选择或更改用药剂量。老年人用药的首要误区就是自行停药，尤其多见于高血压患者，造成的不良后果就是反跳性的血压升高，甚至脑血管的破裂。在用药原则上，专家推荐，用药种类尽量少，能用一种药物解决问题，尽量不同时使用多种；用药从小剂量开始；药物方案简单容易遵从；首选副作用小的药物。本原则适用于所有年龄段的群体。但是，专家进一步指出，用药方案每一个阶段的决策应该由专业的医生和药剂师来完成，而非用药者本人。

睡眠管理

睡眠占据人体生命周期的三分之一时间，睡眠的好坏直接关系到人体的生存质量。睡眠障碍是指睡眠量不正常以及睡眠中出现异常行为的表现，也是睡眠和觉醒正常节律性交替紊乱的表现。睡眠不好会对机体产生一系列的危害，导致各种代谢紊乱，如新陈代谢紊乱、躯体（各脏器）的提早衰竭、免疫功能下降、大脑功能减退、内分泌功能紊乱等。长期睡眠不好还会影响心理健康,进一步使机体不能有效地抵抗和战胜疾病尤其要关注老人和儿童的睡眠质量。除了药物的治疗,睡眠质量的提高可以通过生活方式的改善来实现。关于睡眠管理,2017年世界睡眠日的主题是"健康睡眠,远离慢病",国家卫生健康委员会官方网站发布了很多篇关于睡眠管理的专家意见,首先,给自己一个舒适的睡眠空间,床要舒服,卧室内最好悬挂遮光效果好的窗帘,同时把门窗密封工作做好,省得外面的噪声吵到您的休息;然后,冬天气候干燥,在卧室里放一个加湿器会对睡眠起到好的作用。床头边放上一杯水,万一夜里渴了也不用起来找水喝,免得困意全消;其次,睡前不要服用让中枢神经兴奋的药物,咖啡、浓茶、巧克力都是睡前不该选择的食物。也有人认为,喝点酒可以帮助睡眠,其实不然,不少人酒醉睡醒后感到自己浑身无力、头也昏沉沉的,正是酒精使睡眠质量下降了。除了药物和生活方式干预,保持心情舒畅,适当减压也是快速入睡、提高睡眠质量的关键。

身体是革命的本钱,在大健康管理的背景下,国家和政府将更多的精力投入到疾病院前的预防和管理上,促进健康、保持健康、追求健康已经不单单是个体的选择,这份参与和热情已经上升到爱国的高度,建设健康中国、健康城市、健康农村已然是国家的重大政策。尤其是在老龄化社会、亚健康人群增多的背景下,对于全民健康的促进和管理更是一场持久攻坚战。秉持积极投身公益、热心科普、服务社会、惠及民众的原则，上海市老年慢病科普团队以科普系列丛书的形式，以职业人群为划分点，关注公共健康管理和公共安全管理，向大众传播科普知识，期望能够帮助广大职业群体形成健康理念，改善健康行为，养成健康体魄，从而助力健康中国的伟大建设。

医院就诊先知道——看病挂号一览表

症状	挂号科室
眩晕	
头晕与头的位置改变有关,如躺下或翻身头晕	耳鼻喉科
站不稳,眼球乱转,甚至意识不清	神经内科
晕时脖子疼,伴有手脚麻痹症状	骨科
晕时心前区疼痛、心慌,心脏不适	心内科
用眼过度时头晕	眼科
面色苍白	血液科
头痛	
伴有眩晕、耳鸣,或者鼻塞、流涕	耳鼻喉科
一侧头痛,疲劳、紧张时加重	神经内科
外伤引起的头痛	神经外科
肚子疼	
右上腹和右下腹的急性腹痛	普外科
腹泻伴发热	肠道门诊
腹痛伴尿急、尿频、尿痛、血尿	泌尿科
女性,停经后发生急性腹痛	妇科
腹痛伴有反酸、呕吐、腹泻	消化内科
胸痛	
胸口或胸前疼痛,有压迫感,伴有心慌气短	心内科
因骨折等外伤所致,弯腰、侧弯时疼痛加剧	骨科
胸骨后、心脏部位有紧缩感,持续3～5分钟	心内科急诊/胸痛中心

症状	挂号科室
腿疼	
仅某一关节肿、疼	骨科
两侧关节疼同时发作，首发于近端指间关节，休息后加重	风湿免疫科
腿肚肿胀，按压更疼，走路疼，休息能缓解	血管外科/普外科
打呼噜	
睡觉打呼噜，偶尔"暂停"三五秒，甚至因喘不过气，突然被憋醒	呼吸科/耳鼻喉科
过敏皮肤瘙痒、出红疹	变态反应科/皮肤科
其他	
牙疼、牙龈发炎、肿痛	口腔科
牙疼＋脸疼＋鼻塞	耳鼻喉科
经常运动后牙疼	心内科
失眠、压力大、焦虑	精神心理科
睡不着、睡不香	睡眠中心/神经内科/心理科

体检小贴士

◇ 胃镜检查您知多少？
◇ 肠镜检查您知多少？
◇ 医学影像学检查您知多少？
◇ 生化检查您知多少？

◇ 胃镜检查您知多少?

一、什么是胃镜检查?

胃镜是一种医学检查方法,也是指这种检查使用的器具。胃镜检查能直接观察到被检查部位的真实情况,更可通过对可疑病变部位进行病理活检及细胞学检查,以进一步明确诊断,是上消化道病变的首选检查方法。它利用一条直径约 1 cm 的黑色塑胶包裹导光纤维的细长管子,前端装有内视镜由嘴中伸入受检者的食道→胃→十二指肠,借由光源器所发出的强光,经由导光纤维可使光转弯,让医生从另一端清楚地观察上消化道各部位的健康状况。必要时,可由胃镜上的小洞伸入夹子做切片检查。全程检查时间约 10 分钟,若做切片检查,则需 20 分钟左右。

二、哪些人需要做胃镜?

(1) 有消化道症状者,如上腹部不适、胀、痛、反酸、吞咽不适、嗳气、呃逆及不明原因食欲不振、体重下降、贫血等。

(2) 原因不明的急(慢)性上消化道出血,前者可行急诊胃镜。

(3) 需随访的病变,如溃疡病、萎缩性胃炎、癌前病变、术后胃出血的症状。

(4) 高危人群的普查:①胃癌、食管癌家族史;②胃癌、食管癌高发区。

三、哪些人不可以做胃镜?

（1）严重的心肺疾患，无法耐受内镜检查者。

（2）怀疑消化道穿孔等危重症者。

（3）患有精神疾病，不能配合内镜检查者。

（4）消化道急性炎症，尤其是腐蚀性炎症者。

（5）明显的胸腹主动脉瘤患者。

（6）脑卒中患者。

四、检查前的准备

（1）专科医生会评估后为您开具胃镜检查申请单和常规的血液生化免疫检验，遵医嘱停服如阿司匹林片等的抗凝药物。通常胃镜检查是安全的，但检查前医生将告诉您可能会出现的风险并签署知情同意书。

（2）检查前至少禁食、禁水 8 小时。水或食物在胃中易影响医生的诊断，且易引起受检者恶心呕吐。

（3）如果您预约在下午行胃镜检查，检查前一天晚餐吃少渣易消化的食物，晚 8 时以后，不进食物及饮料，禁止吸烟。当日禁早餐，禁水，因为即使饮少量的水，也可使胃黏膜颜色发生改变，影响诊断结果。

（4）如下午行胃镜检查，可在当日早 8 点前喝些糖水，但不能吃其他食物，中午禁午餐。

（5）糖尿病者行胃镜检查，需停服一次降糖药，并建议备好水果糖。高血压患者可以在检查前 3 小时将常规降压药以少量水服下,做胃镜前应测量血压。

(6)选择做无痛(静脉麻醉下)胃镜检查,需提前由麻醉师评估,签署麻醉知情同意书,检查当日家属陪同。

(7)如有假牙,应在检查之前取下,以防脱落发生意外。

(8)在检查前 3 分钟左右,医护人员会在受检者喉头喷麻醉剂予咽喉麻醉,可以使插镜顺利,减少咽喉反应。

五、检查时的注意事项

(1)检查当日着宽松衣服。

(2)左侧卧位侧身躺下,双腿微曲,头不能动,全身放松。

(3)胃镜至食管入口时要配合稍做吞咽动作,使其顺利通过咽部。胃镜在通过咽部时会有数秒疼痛、想呕吐,这是胃镜检查时较不舒服的时刻。

(4)当医生在做诊断时,不要做吞咽动作,而应改由鼻子吸气,口中缓缓吐气,不吞下口水,让其自然流到医护人员准备的弯盘内。

(5)在检查过程中如感觉疼痛不适,请向医护人员打个手势,不可抓住管子或发出声音。

六、检查后的注意事项

(1)胃镜检查后 2 小时禁食、禁水。若行活检者 2 小时后先进食水、温凉流质,逐步过渡到软饮食,2～3 天后恢复正常饮食,以减少对胃黏膜创伤面的摩擦。

（2）胃镜检查后有些人会有喉部不适或疼痛,往往是由于进镜时的擦伤,一般短时间内会好转,不必紧张,可用淡盐水含漱或含服喉片。

（3）注意观察有无活动性出血,如呕血、便血,有无腹痛、腹胀等不适,有异常时及时医院就诊。

（4）胃镜报告单检查结束后医生即时发出,病理报告单将在一周内发出。拿到胃镜和病理报告单后及时就医。

◇ 肠镜检查您知多少?

随着人们经济生活水平的极大提高,生活物资的极大丰富,高蛋白、高脂肪饮食几乎天天有,肥胖到处见。同时,办公室一族增多,缺少运动引起的肛肠疾病屡见不鲜。好在,当我们的生活条件改善的同时,我们的健康防护意识也在增强。一些较特殊的健康检查项目也逐渐为人们所接受,包括结肠镜检查。

一、什么是结肠镜检查?

结肠镜检查是将一条头端装有微型电子摄像机的肠镜,由肛门慢慢进入大肠,将大肠黏膜的图像同步显示在监视器上,以检查大肠部位的病变。近年来,随着科技的不断发展,新一代结肠镜的构造更加精密、功能更加强大,可以完成从检查到治疗的一系列操作。

结肠镜诊治过程中虽然会有些腹胀不适或轻微疼痛,大多数人都可以耐受。也有少部分人由于大肠走行的差异、腹腔粘连的存在以及患者痛觉比较敏感,或者镜下治疗需要的时间较长等因素,难以耐受结肠镜检查。对于这部分人群,可以通过静脉给药对患者实施麻醉、镇静、镇痛等处理,保证患者处于浅的睡眠状态或清醒而无痛苦的感觉中,完成结肠镜的诊治,这就是无痛肠镜技术。

二、肠镜检查有什么作用?

肠镜健康检查源于医学界对大肠癌(结直肠癌)及其癌前病变的认识,以及结肠镜检查技术的提高。结直肠癌是全世界仅次于肺癌的"癌症大户",关键问题在于这种病的早期症状几乎难以察觉。许多肠癌在确诊时已到中晚期,治疗效果大打折扣。肠镜检查是目前发现肠道病变,包括良恶性肿瘤和癌前病变的最直观、最有效的方法。因此,肠镜检查目前作为诊断肠道疾病的"金标准",运用越来越广泛。

三、哪些人需要做肠镜检查?

肠镜的适应证非常广泛,凡没有禁忌证且愿意进行肠镜检查的任何人都可以接受肠镜检查。通常情况下,结肠镜检查不会包含在常规体检项目中,即一个正常人不需要每年例行体检时做肠镜检查。对于每年常规体检的正常人,建议50岁开始增加肠镜检查项目。这里的正常人指:既往无任何疾病或无特别可能的高危因素者。但当您符合以下情况之一时请及时前往正规医院行结肠镜检查。

(1)原因不明的下消化道出血(黑便、血便)或粪潜血试验阳性者。

(2)大便性状改变(变细、变形),慢性腹泻、贫血、消瘦、腹痛原因未明者。

(3)低位肠梗阻或原因不明的腹部肿块,不能排除肠道病变者。

（4）慢性肠道炎症性疾病，需要定期结肠镜检查。

（5）钡剂灌肠或影像学检查发现异常，怀疑结肠肿瘤者。

（6）结肠癌手术后、结肠息肉术后复查及随访。

（7）医生评估后建议做结肠镜检查者。

四、哪些人不适合做结肠镜检查？

结肠镜检查不是任何人任何情况下都适合做的，一般而言，存在以下情况时暂时不适合接受结肠镜检查。

（1）有严重的心脏病、肺病、肝病、肾病及精神疾病等。

（2）怀疑有肠穿孔、腹膜炎者。

（3）有严重的凝血功能障碍或其他血液病。

（4）年龄太大及身体极度虚弱者。

（5）妊娠期可能会导致流产或早产。

（6）炎症性肠病急性活动期及肠道准备不充分者为相对禁忌证。

五、做肠镜前的准备

在做结肠镜之前是有很多注意事项的，不能吃什么，不能做什么需要了解，不然肠道准备不充分会影响检查结果。常规的检查前准备如下：

（1）专科医生会评估您需要和进行肠镜检

查,医生将为您开具肠镜检查申请单,和常规的血液生化免疫检验。通常结肠镜检查是安全的,但术前医生将告诉您可能会出现的风险并签署知情同意书。

(2)检查前2天不吃红色或多籽食物,如西瓜、西红柿、猕猴桃等,以免影响肠镜观察。检查前1天午餐、晚餐吃少渣半流质食物,如稀饭、面条,不要吃蔬菜、水果等多渣的食物和奶制品。

(3)检查前4～6小时冲服聚乙二醇电解质散溶液行肠道准备。如您预约在下午行肠镜检查,检查前日可少渣饮食,当日早餐禁食,上午8～10时冲服聚乙二醇电解质散溶液行肠道准备。中午中餐禁食。

(4)聚乙二醇电解质散溶液配置和口服方法:目前临床上常用的聚乙二醇电解质散有舒泰清、恒康正清等。取2～3盒(由医生根据您的体重等因素确定用量)放入3 000 ml(约普通热水瓶两水瓶)温开水的容器中搅拌均匀,凉至45～50 ℃后,每10分钟服用250 ml,2小时内服完。如有严重腹胀或不适,可减慢服用速度或暂停服用,待症状消失后再继续服用,直至排出清水样便。如果无法耐受一次性大剂量聚乙二醇清肠时,可采用分次服用方法,即一半剂量在肠道检查前一日晚上服用,另一半剂量在肠道检查当日提前4～6小时服用。另外,服用清肠溶液时可采取一些技巧促进排便,避免腹胀和呕吐:①服用速度不宜过快;②服药期间一定要来回走动(基本按照每喝 100 ml 走 100 步的标准来走动）；③轻柔腹部，这样可以促进肠道蠕动，加快排便；④如对药物的味道难以忍受，可以适时咀嚼薄荷口香糖。

（5）肠镜检查前可服用高血压药，糖尿病药物检查前可停服一次，阿司匹林、华法林等药物至少停药 3～5 天以上才能做检查，其他药物视病情而定并由医生决定。

（6）检查前请带好您的病历资料、原肠镜检查报告等，以方便检查医生了解和对比病情的变化。检查前请妥善保管好您自己的贵重物品。

（7）选择无痛肠镜检查时需要提前行麻醉评估，麻醉师评估符合无痛检查者须签署麻醉知情同意书，检查当日须有家属陪同。

（8）检查当日准备好现金或银行卡，肠镜检查可能附加无痛麻醉、病理活检等诊治项目需另行记账或缴费。

六、肠镜检查痛苦吗？

很多人都觉得做肠镜检查会非常的痛苦，但是随着现代内镜设备的飞速发展和内镜检查技术的日益成熟，大多数人可以较好地耐受结肠镜检查，可能会感到轻微腹胀，但不会感到明显的疼痛。对疼痛比较敏感者，可以考虑选择无痛结肠镜检查，麻醉师在检查前给您注射短效静脉麻醉药，让您在没有疼痛的状态下接受检查。

七、肠镜检查过程中的注意事项?

如果您选择的无痛结肠镜检查,您将会在麻醉没有疼痛的状态下完成肠镜检查。当您选择普通肠镜检查时,心理上不要太紧张,大多数人都能耐受检查的,检查时有任何不适可与医生进行交流。

护士会让您在检查台上左侧卧位、环曲双腿,请尽量放松全身和肛门部,做好缓慢呼吸动作,配合肠镜的插入。肠镜插入和转弯时可能有排便感、腹痛感、牵拉感,为使肠管扩开便于观察,医生要经肠镜注入空气或二氧化碳气体,您会感到腹胀,这时医生也会告诉您改变体位来配合完成检查。

肠镜检查进镜时间为 2~15 分钟,退镜时间要求至少 8 分钟以上。检查过程中医生如发现息肉等病变将会为您做活检做切片病理检查,钳夹时不会有疼痛感。

八、结肠镜检查后的注意事项

(1) 肠镜检查后可能会出现腹胀、腹鸣、肛门不适等,一般休息片刻,注入的二氧化碳气体会经肠管吸收或经肛门排气后会自然好转。

(2) 肠镜检查后若无腹部不适可吃少量软小点心和巧克力等,检查后当日进流质或半流质饮食,忌食生、冷、硬和刺激性的食物,不要饮酒。

(3) 无痛肠镜检查后可能出现头昏、乏力、恶心或呕吐等表现请及时告知医生,留观1～2小时好转后方可离院。当日应在家休息,24小时内不得驾驶汽车、电动车、攀高、运动等。

(4) 少数如出现较剧的腹痛应在院观察、禁食、补液,通常肛门排气数小时后会好转。如检查结束回家后出现腹痛加剧、便血、发热等异常情况,请及时来院就诊。

(5) 肠镜报告单检查结束后医生即时发出,病理报告单将在一周内发出。拿到肠镜和病理报告单后及时就医。

◇ 医学影像学检查您知多少?

随着计算机技术的飞速发展,传统的放射科已发展成为当今的医学影像科,大体上包括 X 线、CT、磁共振、DSA、超声、核医学。其中 X 线、超声检查作为中华医学会健康管理学分会依据《健康体检基本项目专家共识(2014)》列出的体检"必选项目"和 CT、磁共振等检查在临床上越来越普及。但这些项目检查结果的真实性会受到各种因素的干扰,因此了解影像学各种常规检查的注意事项,可避免这些不利因素影响检查结果的准确性。

一、普通放射检查

(1) X 线具有一定的辐射效应,孕妇慎做检查,请在医生指导下合理选择。

(2) 在您付费后需到放射科登记窗口登记,一般无需预约当日即可检查。

(3) 检查前需去除检查部位的金属、高密度饰品、橡筋、印花、膏药等物品,穿着棉质内衣(女性做胸部检查需脱去胸罩),避免干扰图像质量,影响诊断结果。

二、CT 检查

(1) 在您付费后前往放射科登记窗口登记,有时候需要预约,不能当天检查。

(2) 怀孕期间,禁止 CT 检查。

（3）检查前去除需要检查部位的外来金属物。① 检查头部：去除发夹、项链、耳环、活动假牙等。② 检查胸部：去除项链（包括金属、玉石挂件等），带有钢丝的胸罩，金属纽扣、拉链、口袋内钥匙、硬币等。③ 检查腹部：去除皮带、拉链、钥匙和硬币等。

（4）行上腹部 CT 检查需空腹，并于检查前口服水约 800 ml，目的是充分显示胃肠道，区分与其相邻的解剖结构关系（急诊及外伤病员除外）。下腹部、盆腔 CT 检查需依具体检查项目由医生告知是否空腹。检查当日按医生要求口服含造影剂的水，不能排尿，膀胱需储中等量尿量，尿液充盈后请告知医护人员安排检查。

（5）CT 检查被检查者要与检查者密切配合，听从指令，如平静呼吸、屏气等。

（6）如需增强扫描请告知医生您的过敏史既往疾病史，严重心、肝、肾功能不全、严重甲状腺功能亢进和碘剂过敏者为增强扫描的禁忌证。检查需家属陪同，并签署增强扫描知情同意书。

三、磁共振检查

（1）在您付费后前往放射科登记窗口登记，需要预约，不能当天检查。

（2）体内有磁铁类物质者，如装有心脏起搏器（特殊型号除外）、冠脉支架、颅内动脉瘤夹、电子耳蜗以及高热的患者，以及孕三个月内的孕妇禁止做磁共振。

（3）装有助听器、胰岛素泵、动态心电图的患者，检查之前应去除。

（4）上腹部磁共振检查前应禁食禁水至少8小时。

（5）磁共振检查前应去除身上铁磁性物品及电子产品，如手机、硬币、钥匙、打火机、手表、活动性假牙、牙托、发夹、发胶、假发、接发、眼镜、拉链、首饰以及各种磁卡、存折等，如无法去除，请及时向医护人员说明。

（6）女性检查前请先去除胸罩，检查盆腔请先除去节育环。

四、B超

B型超声检查的范围很广，不同的检查部位，检查前的准备亦不同。

（1）腹部检查：包括肝、胆、胰、脾及腹腔等。检查前一天晚餐要以清淡为主，晚餐后就不可以吃东西。当天检查不可以喝水，要保证检查时在空腹状体下完成。

（2）妇科检查：应该饮水憋尿，当膀胱充盈后，挤开肠管，让超声更好的穿透到盆腔，清晰的显示子宫及卵巢的正常与异常。

（3）泌尿系检查：应该多饮水，当膀胱充盈后，内部的结石、肿瘤、息肉等，即能更好地显示。

（4）体表肿物及病变：可以即时检查，一般无特殊准备。

（5）心脏及四肢血管检查，亦无须准备。

◇ 生化检查您知多少？

生化全套检查是指用生物或化学的方法来对人体进行身体检查。生化全套检查的内容包括：肝功能、血脂、血糖、肾功能、尿酸、乳酸脱氢酶、肌酸激酶等。用于常规体检普查，或疾病的筛查和确证试验。

一、影响检验结果准确性的因素

（1）年龄和性别：年龄和性别对检查结果的影响相对表现为长期性效应。有些检查项目的参考范围按年龄（新生儿、儿童期至青春期、成人和老年人）进行分组。

（2）性别：由于男女生理上天然不同，有些检查项目如红细胞计数、血红蛋白、血清蛋白、肌酐、尿素、胆固醇等，男性都高于女性。

（3）生物变异：主要包括体位、运动、饮食、精神紧张程度、昼夜更替、睡眠与觉醒状态等变化。例如，血清钾在上午 8 时浓度为 5.4 mmol/L，在下午 2 时可降为 4.3 mmol/L，等等。因此，有些项目的检查，对标本采集时间有严格要求。居住在高原地区的人，血红细胞计数、血红蛋白浓度都要高；居住在含钙、镁盐类较多地区的人，血胆固醇、三酰甘油浓度增高。人体许多物种浓度可随季节发生变化，夏季血液三酰甘油浓度可增加 10%。感受冷热和精神紧张也可引起血中许多物质浓度改变。

（4）饮食习惯：进食不久就立即采血检查，血糖、血脂会明显增高，高脂血标本可影响许多物质的检查结果，因此有许多检查项目，均要求前一天晚上 8 时后禁食。喝咖啡或喝茶可使血糖浓度明显增高，长期饮用使血清三酰甘油增高，咖啡因有利尿作用，可使尿中红细胞、上皮细胞等排出增多。进食麦麸等可阻止肠道吸收胆固醇、三酰甘油，进食多纤维食物使血胆固醇浓度减低。高蛋白饮食使尿素氮浓度成倍增高，高脂肪饮食使血总脂肪增高。长期素食者，血低密度脂蛋白、极低密度脂蛋白、胆固醇和三酰甘油浓度仅为荤素混合食谱者的 2/3，而胆红素浓度较高。减肥者因禁食不当，血糖和胰岛素减低，而胰高血糖素和血酮体可明显增高。轻度酒醉时，血糖浓度可增加 20%～50%，常见发生低血糖、酮血症及三酰甘油增高；慢性酒精中毒可使血清谷丙转氨酶等活性增高。每吸入 1 支烟，在 10 分钟内血糖浓度就可增加 0.56 mmol/L，并可持续 1 小时之久；胆固醇、三酰甘油、红细胞计数和白细胞计数都增高。

（5）运动影响：运动对检查结果的影响程度，与运动强度和时间长短有关。轻度运动时，血清胆固醇、三酰甘油浓度可减低并持续数天；步行 5 分钟，血清肌酸激酶等活性轻度增高；中度运动时，血葡萄糖浓度增高；剧烈运动时，血三酰甘油浓度明显减低。

（6）采血部位：从卧位到直立时，血液相对浓缩,谷丙转氨酶等活性增高 5%,胆固醇浓度增高 7%,三酰甘油浓度增高 6%。

（7）标本送检时间:大多数生化检查项目从采集到检验的时间要求越短越好,最好在 1 小时内。

（8）用药情况:药物对检验结果的影响是多方面的。例如,青霉素、地高辛等药物使体内肌酸激酶等活性增高,维生素 A、维生素 D 可使胆固醇升高,利尿剂常引起血清钾、钠浓度出现变化。

二、生化检查前准备

一般而言无论您是门诊就医或是参加健康体检行生化检查,都应遵照医嘱,控制食物、药物等各种相关的干扰因素,在采集标本前还应告知医生有关自己的饮食、用药等情况,不要心理假定医生会知道每种可能的情况。只有您与医生双方共同努力,才能保证检查结果的准确性。

（1）需要空腹:生化检查前保持空腹,最好在前一天晚上 8 时后不再进食,第二天早上不吃早饭直接进行抽血生化检查。

（2）不可饮酒:酒精会影响到部分化学反应,导致检查结果错误,在生化检查前一定不饮酒。

（3）检查前不可过量运动:抽血前 2～3 天建议不要做过猛的健身运动,大量运动会导致机体的转氨酶等含量变化,导致检查结果不准确。因此建议在生化检查前 2 天起保持常态活动量,不在剧烈活动后检查。

（4）**药物干扰**：由于药物对检验结果的各种影响，建议您在抽血前 2～3 天内咨询医生，在其指导下调整用药。

（5）**控制饮食**：不同的检验项目要问清医生，区别对待。大多数生化检查项目都要禁食 12 小时，禁水 8 小时，如果检测餐后血糖，则一定要吃饭后再做检查。血脂检查之前建议不要吃含油脂过高的食物，如荷包蛋、排骨汤等。

（6）抽血检查当天，不要穿袖口过小、过紧的衣服，以避免抽血时衣袖卷不上来或抽血后衣袖过紧，引起手臂血管血肿。